その若さの秘訣は、〈腎《じん》〉にあり。

——中医師が語る養生訓

幸井　俊高

春陽堂書店

はじめに

日本を代表するホテル、帝国ホテル。その一角にある漢方薬局には、きょうもさまざまな悩みをもつ患者さんが全国から集まってきます。

相談が多いのは、なかなか治らない病気や、改善がみられない病気、薬が手放せない病気など、さまざまです。老化防止や美容目的の方も少なくありません。多くは、年齢を重ねるにつれて生じた、あるいは悪化した病気や体調不良です。

人はなぜ、年をとると、からだに不調があらわれるのでしょう。そこには、年齢にともなう人のからだの変化が関係しています。

私たちのからだは、年をとれば次第に古びてきます。これは自然なことです。しかし人体は機械ではありませんので、たとえば車のペンキを塗り替えるように、短時間で簡単に若々しい素肌や免疫力を取り戻すことはできません。

必要なのは、車を大切に扱うのと同じように、自分のからだを大切に扱う努力を怠らないことです。ペンキを塗り直さないといけない状態になるまで車を放っておいてはいけないのと同じです。

人のからだは少しずつ成長発育し、二十歳代から三十歳代前半にかけて最盛期を迎えます。そしてそのあとは少しずつ衰退していきます。とくに健康に気をつかわず暮らしていると（暴飲暴食、運動不足、喫煙など）、そのぶん衰え方も急です。若々しく元気でい続けるためには、それなりの養《よう》生《じょう》や努力が必要です。

では、どのような努力や養生をすると若々しく健康でいられるのでしょう。

答えは、「腎《じん》」を養うことです。

「腎」といっても腎臓のことではありません。エネルギーや栄養や免疫力など、元気に生きるために必要なもの、それら「生命力」の根源を蓄えておく機能を、漢方では「腎」と呼んでいます。「腎」は、生命力の根源を入れる「いのち袋」のようなものです。

この「腎」の機能は、二十歳代から三十歳代前半にピークに達し、そのあとは少しずつ衰えていきます。したがって年齢とともに生じるからだの不調には、多かれ少なかれ、この「腎」機能の衰えが関係しています。

「腎」機能が衰えれば、免疫力や抵抗力が低下し、活力が弱まります。そうすると、病気にかかりやすい、体調を崩しやすい、疲れやすい、忘れっぽくなった、といった症候がみられるようになります。さらに、肌や髪の質が低下したり、足腰が弱くなったりします。

これらを防ぎ、元気で若々しく長生きするためには、「腎」の機能を高めておくことが極めて重要です。これを「補腎《ほじん》」といいます。日々の生活のなかで「補腎」に努めていれば、年齢を重ねても元気で若々しく健康でいられます。

人は「腎」＝「いのち袋」に蓄えられた生命力を使って成長発育し、健康を維持しています。年をとっても若々しく元気で過ごせるか、あるいは逆に老け込んでしまうかは、「腎」の蓄え如何《いかん》によります。若いころから「腎」

を養って暮らしてきたかどうかが、年老いてから大きな差となってあらわれます。気がついてからでも遅くはありません。日ごろから「腎」を補う「補腎」生活を続けることが、元気で若々しく長生きする秘訣です。

本書では、その「補腎」のための養生法を公開します。いわば補腎のための「養生訓」です。あなたも、きょうから「補腎」生活を始めませんか？

目次

第4章 幸井《こうい》流補腎術――休日編

第1章

若さの秘密は「補腎」にあり

東京「帝国ホテルプラザ」のなかにある漢方薬局「薬石花房 幸福薬局」、わたしはその薬局の代表を務めています。

薬局といいましても、薬を並べて売っているわけではありません。薬局には待合室とカウンセリング室があり、なかには椅子と机があるだけです。

では何を売っているのか。答えはオーダーメイドの漢方薬です。既製品ではなく、ひとりひとりのからだに合わせて仕立てられるオートクチュールの洋服のように、ひとりひとりの体質や病状に合わせて漢方薬を調合しています。これが、本来の漢方薬です。

漢方に「同病異治《どうびょういち》」という考え方があります。同じ病気でも、その人の体質や病態が違えば治療法すなわち漢方処方が異なる、という意味です。とくに慢性的な病気や症状の場合、かぜに葛根湯、という具合に簡単にはいきません。したがって、病名を聞いただけでぽんと既成品の箱入りの漢方薬を出すようなことはせず、じっくりと話をうかがってから漢方薬をオーダーメイドで調合しています。面倒なようですが、ひとりひとりの患者さんに合わせてベストの漢方薬をつくるための王道に、近道はないようです。

最近では中医師《ちゅういし》という言葉も耳にするようになってきました。中医師とは中国医学の医師のことで、中国の資格です。

中国では西洋医学と中国医学とで別々の医師の資格が与えられ、漢方薬の処方の判断は中医師の仕事です。日本には漢方の国家資格がないため、日本でも体質や病態に合わせてオーダーメイドで漢方薬をつくるためには、中医師の認定の有無が大きな鍵となります。わたしは東京大学薬学部を卒業後、北京中医薬大学日本校で中医学を学び、中国政府からその中医師の認定を受けました。免許ではなく、中国の中医師に相当するレベルの中医学の専門家であることを示す国際資格です。現在この資格は中国政府の外郭団体が認定するようになっており、国際中医師と呼ばれています。

わたしの薬局に来局される患者さんの病気や体調不良はさまざまです。相談が多いのは、まず各種慢性疾患、がん（癌）、不妊症など、「根本的に元気になりたい、免疫力を高めたい、治療をしているのに改善がみられない」という方です。

「病院の薬をやめると症状が再発する、薬が手放せない」とお悩みの方も少なくありません。アトピー性皮膚炎や慢性鼻炎などのアレルギー疾患や、頭痛、胃炎、便秘、下痢などです。うつ病、睡眠障害、自律神経失調症、摂食障害といった心の悩みの方もいらっしゃいます。子宮筋腫や子宮内膜症などの婦人科系疾患の方などは、「西洋医学では手術や強い薬、ホルモン剤しか対処法がないので」と言ってお越しになります。「元気で長生きしたい」とおっしゃって健康維持や老化防止、病気の再発や悪化防止の目的で漢方を始める方もいらっしゃいます。「美しくなりたい、若返りたい」と、美容目的の方も少なくありません。

三十歳代以降の男女には、病院で検査をしても異常は見つからないのに、体調がよくない、日々からだの不調に悩まされている、という方も少なくありません。たとえば、以前と比べて疲れやすい、寝つきがわるくなった、頭が痛い、肌荒れしやすい、冷えを感じるようになった、やる気が出ない、肩や首がこる、太りやすくなった、などです。

そういう悩みでお越しになる方は、みなさん口をそろえておっしゃいます。「若いころは、こんなことなかったのに」と。

ではなぜ、年をとると、からだに不調があらわれるのでしょう。
答えは、「腎」が衰えるからです。

五臓と腎

混乱しやすいのですが、「腎」は腎臓ではありません。「腎」は五臓のひとつで、生きるために必要なエネルギーや栄養や元気など、「生命力」の根源を蓄えておくところ、つまり「いのち袋」です。

少し専門的になりますが、五臓とは内臓ではなく、人体の機能単位です。人体の機能には、呼吸する、消化吸収する、血液を循環させる、などたくさんありますが、それらを五行《ごぎょう》という中国の古代思想に沿って大きく五つに分類したものが、五臓です。肝《かん》・心《しん》・脾・肺・腎の五つがあります。

そして五臓の「腎」は、生命力の根源を蓄えておく、という機能を指します。その生命力を使って人の成長・発育・生殖をつかさどる機能もあります。

五臓は昔からあった概念ですが、江戸時代に西洋の解剖学が日本に入ってきたときに、内臓の名前を日本語に翻訳する際に五臓の肝・心・脾・肺・腎の文字を使ってしまったため、ややこしくなってしまいました。

「腎」の中身について触れておきましょう。

人は、まず両親からいただいた生命力を「腎」に入れて生まれてきます。そして成長にしたがい「腎」が大きくなり、それにともなってその中身を増やしていくことにより、健康を保ちつつ元気に発育することができます。「腎」の中身は、毎日の食事や呼吸などにより補充され、運動や意識の持ち方などにより質を高めていきます。人は「腎」＝「いのち袋」のなかに蓄えられた生命力を使って成長、発育するわけです。

年をとってからも、わたしたちは、この「腎」＝「いのち袋」のなかに蓄えられた生命力を使って生きていきます。毎日の生活や仕事、活動はもちろん、健康維持、そして妊娠や出産、老化防止、さらに年老いてからの健康にも、「腎」のなかの生命力の豊かさが大切な鍵になります。

夫婦で二十歳若い肌をキープ

「腎」の中身が豊かであれば、皮膚や髪に豊かな栄養や潤いが供給され、若々しく美しい素肌や頭髪が維持できます。

次ページの写真を見てください。これは筆者の妻の肌写真です。妻は北京中医薬大学日本校を卒業し、国際中医薬膳師の資格を持つ薬膳のプロです。毎日、食事に気をつかい、「補腎」効果の高い漢方薬を飲んでいます。五十四歳のときの写真ですが、肌のきめが細かく、きれいに整っているのがわかります。

写真の下の図は、同じく妻の肌の「紫外線しみ（UV Spots）」と「しわ（Wrinkles）」の状態を分析したグラフです。「紫外線しみ」は、紫外線照射でみつかる肌の奥の目に見えない「しみ」、いわば「隠れじみ」のことです。いずれも年齢の中央値、つまり同じ年齢の人の平均的な状態よりもはるかに良好な状態で、標準範囲を超えて若々しい状態を維持していることがわかります。いずれも二十～三十歳代の状態と推定されるとのことです。実年齢よりも二十歳若い肌です。

〈筆者の妻の肌データ〉

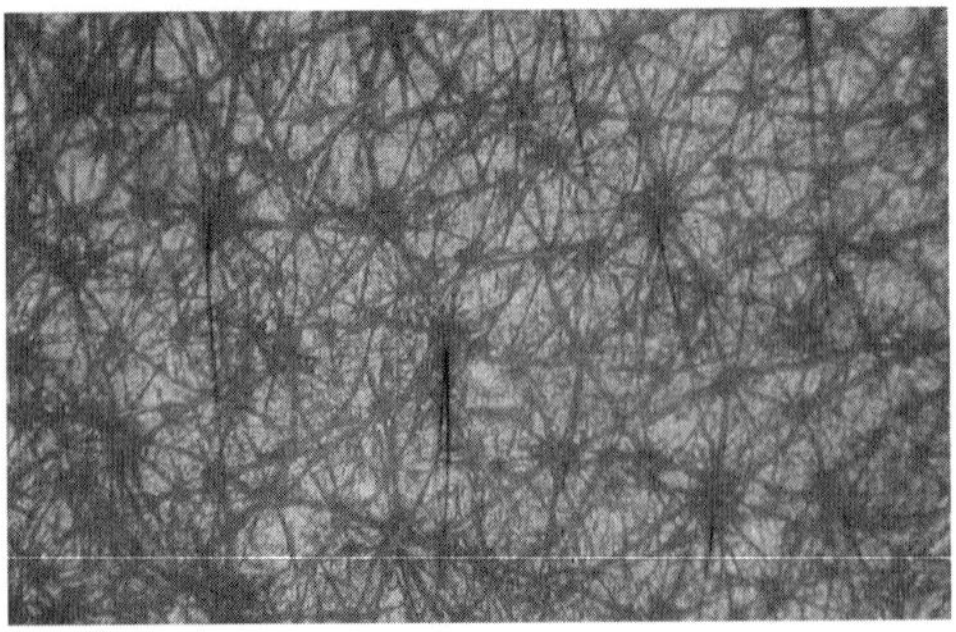
肌の拡大写真

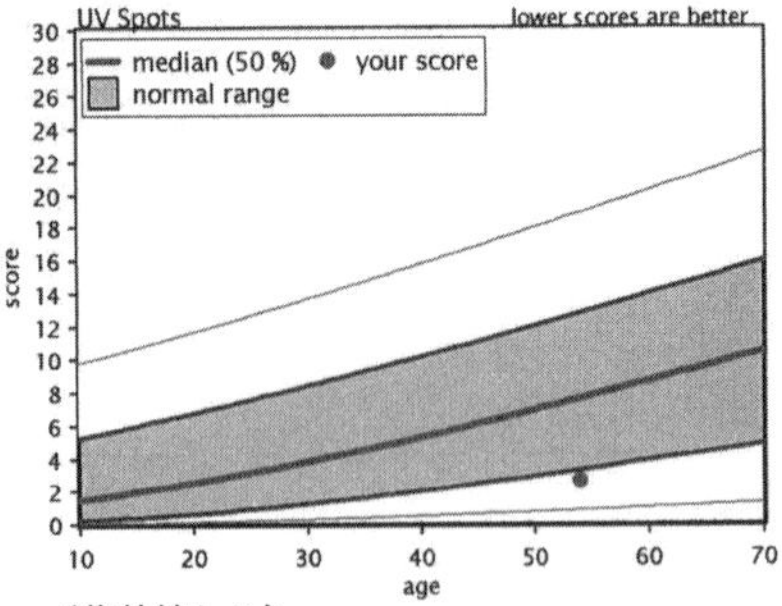

UV Spots（紫外線しみ）

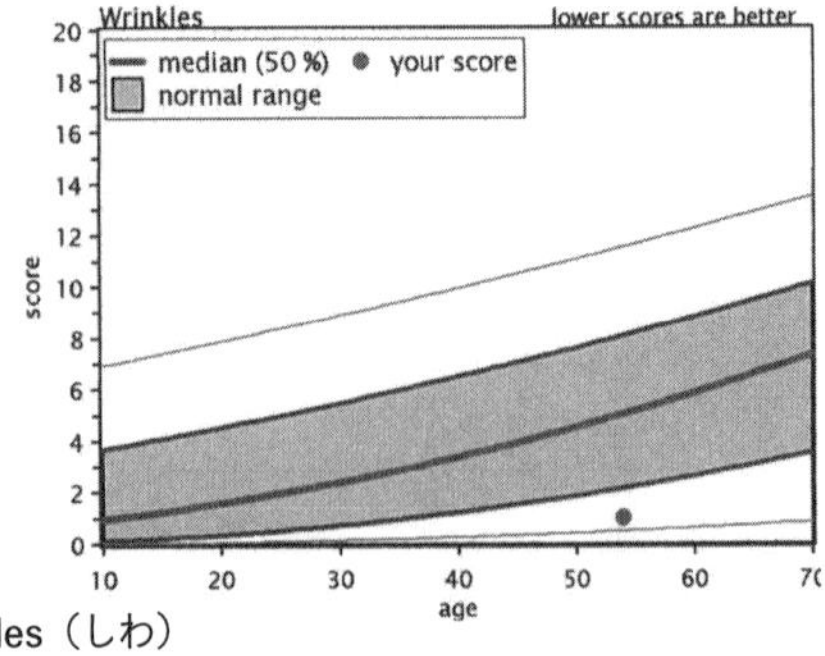

Wrinkles（しわ）

次ページの図もご覧ください。こちらは、わたしの肌を測定したものです。肌の「きめ（Texture）」「しみ（Spots）」「毛穴（Pores）」の状態が、年齢平均よりもはるかに良好な状態で、標準範囲を超えて若々しいことが示されています。いずれも、三十歳代前半の肌に近いものと推定されるとのことです。妻の肌同様、わたしも二十歳若い肌が維持できています。（協力：株式会社ＡＯＢ慧央グループ）

〈筆者の肌データ〉

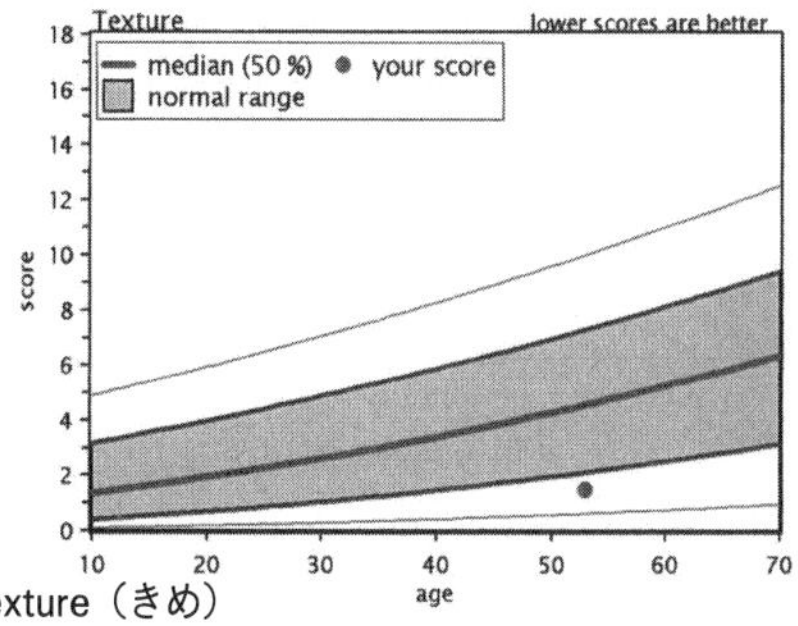

Texture（きめ）

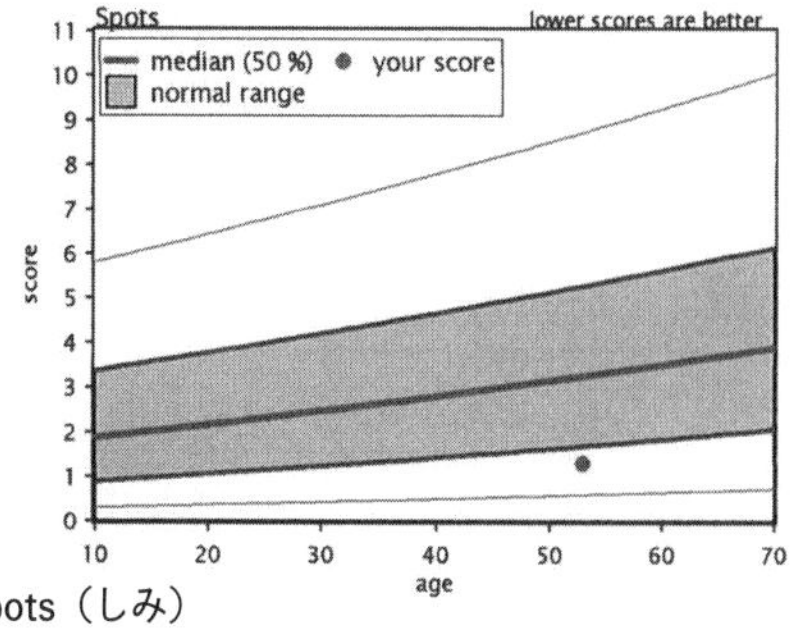

Spots（しみ）

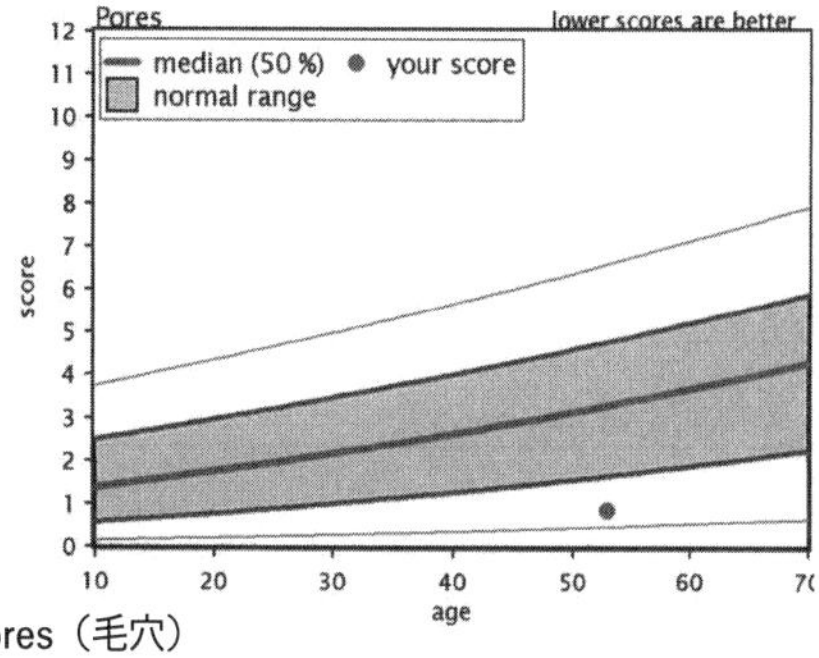

Pores（毛穴）

漢方の力で「腎」が補われれば、皮膚の細胞の代謝が促進され、血行がよくなります。その結果、皮膚の表皮においてはメラニン色素の代謝が促進されて「しみ」が薄くなります。真皮においてはコラーゲンなどのたんぱく質をつくる機能が活性化され、皮膚の弾力構造が若々しくなって「しわ」が消え、張りがよくなり、「きめ」がよくなっていきます。さらに、血行改善により、「くすみ」が消えます。

これが、漢方「補腎」の力です。

漢方の力を借りると、このように若さを保つことができます。

免疫力を左右するのも腎

若さを保ち元気で長生きするためには、大きな病気にかからないことが大切だ、ということは論をまたないでしょう。

ここでもっとも必要なのは、「免疫力」です。

免疫力は、体内の異物を排除して健康体を維持しようとする働きです。免疫力がたっぷりあれば病気になりませんが、免疫力が低下して異物が体内で広がり、勢力をふるうようになると、人は病気になります。異物には、がん細胞、ウイルス、細菌などがあります。

大気中など外界には無数のウイルスや細菌が存在し、常に皮膚や粘膜に付着したり、呼吸により鼻、のど、気管支に侵入したりしてきます。このとき免疫力がじゅうぶん備わっていれば、それらは容易に体内に入ってくることはなく、健康が保たれます。同じ環境で生活していれば同じ程度のウイルスや細菌に接することになりますが、病気になる人や体調を崩す人がいる一方で、まったく元気なままの人がいるのは、その人の免疫力の強さが違うからです。

体内においても、免疫力は体内の異物を排除して健康体を維持しようと働きます。たとえば、がん細胞が体内で発生しても、免疫力が強ければ強いほど、それが増殖したり転移したりするリスクは低くなります。

免疫力の低下により起こりやすい病気や症状には、がんのほかにも各種感染症など、多々あります。たとえば、帯状疱疹、結核、肺炎、歯周病、口内炎、口唇ヘルペス、インフルエンザ、突発性難聴、尿路感染症、膀胱炎、カンジダ症、性器ヘルペス、下痢、便秘、水虫、かぜをひきやすい、などです。新型コロナウイルスから身を守るためにも免疫力を高めることが推奨されています。

がんや感染症だけでなく、免疫力が低下すると糖尿病や心疾患、慢性疲労症候群になるリスクが高まるという報告もあります。また免疫力が低いと、病気が治るのに長く時間がかかります。

ここでも大事なのは、「腎」です。「腎」が充実し、生命力がたっぷり蓄えられていれば、免疫力が強い状態を維持できます。病気に対する防御機能が高い状態です。がんでも、各種感染症でも、インフルエンザでも、ふつうのかぜでも、「腎」が豊かな状態にあれば、かかる危険性がぐっと下がります。

腎で差がつく老後ライフ

人のからだは生まれてから少しずつ成長発育し、二十歳代から三十歳代前半にかけての最盛期を越えると、今度は少しずつ衰退していきます。たとえば足腰の筋肉量は、三十歳から八十歳までのあいだに約半分に減ってしまいます。その結果、年をとってからの行動範囲が狭まることになります。

中高年以降に元気で楽しく暮らしていられるかどうかのポイントは、ふたつあります。それは、「脳」がしっかりしているかどうかと、「足腰」が丈夫かどうか、のふたつです。脳がしっかりしていないと、自分で考え、感じ、話し、判断することができなくなります。足腰が衰弱してしまうと、自分ひとりで行動し、行きたいところに自分で行くことができなくなります。

中医学に「腎は脳に通じる」という言葉があります。文字どおり、「腎」は脳における知能・知覚の発達や維持に大きな役割を持っているのです。「腎」が弱ると、将来、脳の機能が低下し、認知症・アルツハイマー病になる可能性が高まります。

また、「腎は骨をつかさどる」ともいい、「腎」が衰えると、骨格や運動機能系が弱くなります。とくに足腰の衰えとなってあらわれます。

このように、「腎」は「脳」と「足腰」の両方と深い関係にあります。「腎」を補っておくことは、元気で若々しく長生きするために、もっとも基本的なことといえます。

不妊症克服にも鍵となる腎

自身の若返りだけでなく、「補腎」は、卵子や精子の若返りにも有効に働きます。つまり、不妊症にも効果的なのです。

先ほど、腎は「成長・発育・生殖をつかさどる」という話をしました。生殖すなわち妊娠や出産をつかさどるのも「腎」なのです。

「腎」は生殖器において、元気で丈夫な卵子や精子を育てるのに重要な役割を果たします。精子と卵子が受精したあとは、受精卵の着床、胚の安定成長、そして妊娠の継続、流産の予防に働きます。

わたしの薬局での例をひとつ紹介します。四十四歳の女性です。四年前から婦人科で不妊治療をしています。これまで人工授精を九回、体外受精を八回しました。そのうち二回妊娠しましたが、それぞれ九週目と八週目で流産しました。医師からは「妊娠しないのは年齢のせいだから仕方ない」とまで言われました。精神的なストレスや不安、無力感が高まり、不妊治療の通院にも疲れ果て、このような体調では妊娠、それに子育ても無理ではないか、と夫婦で話し合い、不妊治療はいったんお休みし、漢方で体調をととのえることにしました。そして漢方薬を飲み始めて半年後、妊娠が確認されました。自然妊娠です。その後も体調の維持と流産予防のために漢方薬を飲み続け、胎児は順調に育ち、元気な赤ちゃんを生むことができました。

高度生殖医療ではホルモン剤などを用いて月経周期やホルモンバランスを人工的に操作し、受精卵をつくり、妊娠に至らせる手助けをします。しかし受精卵がうまく育つか、ちゃんと着床するか、流産しないで妊娠を維持できるかは、最終的には卵子や精子の質、そして卵巣や子宮をはじめとする女性の健康状態に大きく関わってきます。

受精卵をつくるのは大切なことですが、大事なのは、「腎」を補うことにより、卵子や精子の質を高めて丈夫で上質な受精卵をつくり、受精卵を体内で育んでいく女性の体調をととのえることです。「腎」が弱いなどの「不妊体質」を改善しないまま体外受精を繰り返しても妊娠は望めないでしょう。

妊娠は女性だけの問題ではありません。不妊症の原因の半分は男性側にあるといわれています。男女がともに「腎」を豊かにするように心がけ、丈夫で元気な卵子と精子を育むことが大切です。

＊＊＊

漢方には、「腎」＝「いのち袋」を養い補う「補腎」のノウハウがたくさんあります。「腎」に若々しい生命力が蓄えられていれば、元気で若々しく生きることができます。わたしは「補腎」の漢方薬を飲み、「補腎」の生活習慣を実践しています。その結果が、たとえば19ページのグラフです。

第2章以降では、「腎」を豊かにする「補腎」の秘訣を紹介します。わたしが実際に行っているものばかりです。いずれも日常生活のなかで、無理なく実践できるものです。この漢方「補腎」ライフを実践して「腎」＝「いのち袋」を豊かにし、健やかで若々しい人生を送っていただければ幸いです。

第2章

老化を防ぐ補腎術

腎は、生命力の貯蔵庫＝「いのち袋」

ここで「腎」について改めてくわしく説明します。

「腎」は、五臓六腑のひとつです。五臓六腑というのは漢方の概念で、人体の機能を特徴づけて分類したものです。五臓というと内臓のことかと思われますが、そうではなく、目に見えない機能です。「腎」も、腎臓という内臓（モノ）ではなく、ある機能（働き）を意味します。どういう機能かというと、「人が生きていくために必要な成分」に関する機能です。

では、「人が生きていくために必要な成分」には、何があるのでしょうか。それは、気《き》・血《けつ》・津液《しんえき》・精《せい》というものです。

「気」は、元気、やる気の「気」で、生命エネルギーに相当します。「血」は、血液が運ぶ栄養に近い概念です。「津液」は、血液以外の体液を指します。そして「精」は、人の生命活動や生理機能の基本となる物質で、生命力や生命エネルギーの基本物質に相当します。

これら気・血・津液・精がじゅうぶん体内に存在し、しかも全身をさらさらと流れているとき、人は健康です。気や血をまとめて「気血」と呼ぶ場合もあります。

では「腎」にはどういう機能があり、気血とどのように関わっているのでしょうか。少々専門的になりますが、「腎」の第一の機能は、「精を蔵し、成長・発育・生殖をつかさどる」ことです。「精」は、気血の生成に深く関与しています。

先ほど気血が過不足なく全身をさらさらと流れているとき人は健康だ、と言いましたが、毎日の生活や活動のなかで、わたしたちは気血や「精」を消費しているので、何もしなければその量は次第に減ってきます。しかし、減った分は、食事で得られた栄養などによって補充され、新たに「腎」に蓄えられます。

流れとしては、「精」の力によって作り出された気血が全身を巡り、頭脳や内臓を正常に働かせ、免疫力を高め、肌や髪を若々しく保ち、心を落ち着かせ、健康を維持します。そして使って足りなくなった分が補充され、また「腎」から全身に送り出されます。

このように、「腎」の機能は、生命力の根源を蓄え、日々の生活や活動を支え、若い成長期には成長や発育を、さらに適齢期には生殖、妊娠を、そしてそれ以降は健康維持や病気の予防、老化防止をつかさどることです。すべての生命活動の基本といえます。

現代医学と対応させると、脳や骨、さらに歯、耳、足腰の強さ、ホルモン内分泌系、生殖器系、免疫機能、肌や髪の若々しさなどが「腎」に含まれます。

漢方でいう「腎」は内臓ではありませんので場所は特定できませんが、丹田《たんでん》から腰あたりに「腎」＝「いのち袋」があるとイメージしておくといいでしょう。

「腎」の機能は、二十歳代から三十歳代の前半をピークに、少しずつ衰えていきます。したがって、その年齢以降のからだの不調には、多かれ少なかれ、この「腎」機能の衰えが関係しています。

「腎」＝「いのち袋」の中身が減ると、全身に供給されるエネルギーや栄養や免疫力や元気が減ります。その結果、疲れやすい、体調を崩しやすくなった、病気や体調不良がなかなか改善しない、代謝がわるくなった、肌の調子がよくない、いらいらしやすい、など、さまざまな体調変化、要するに「衰え」を感じるようになります。

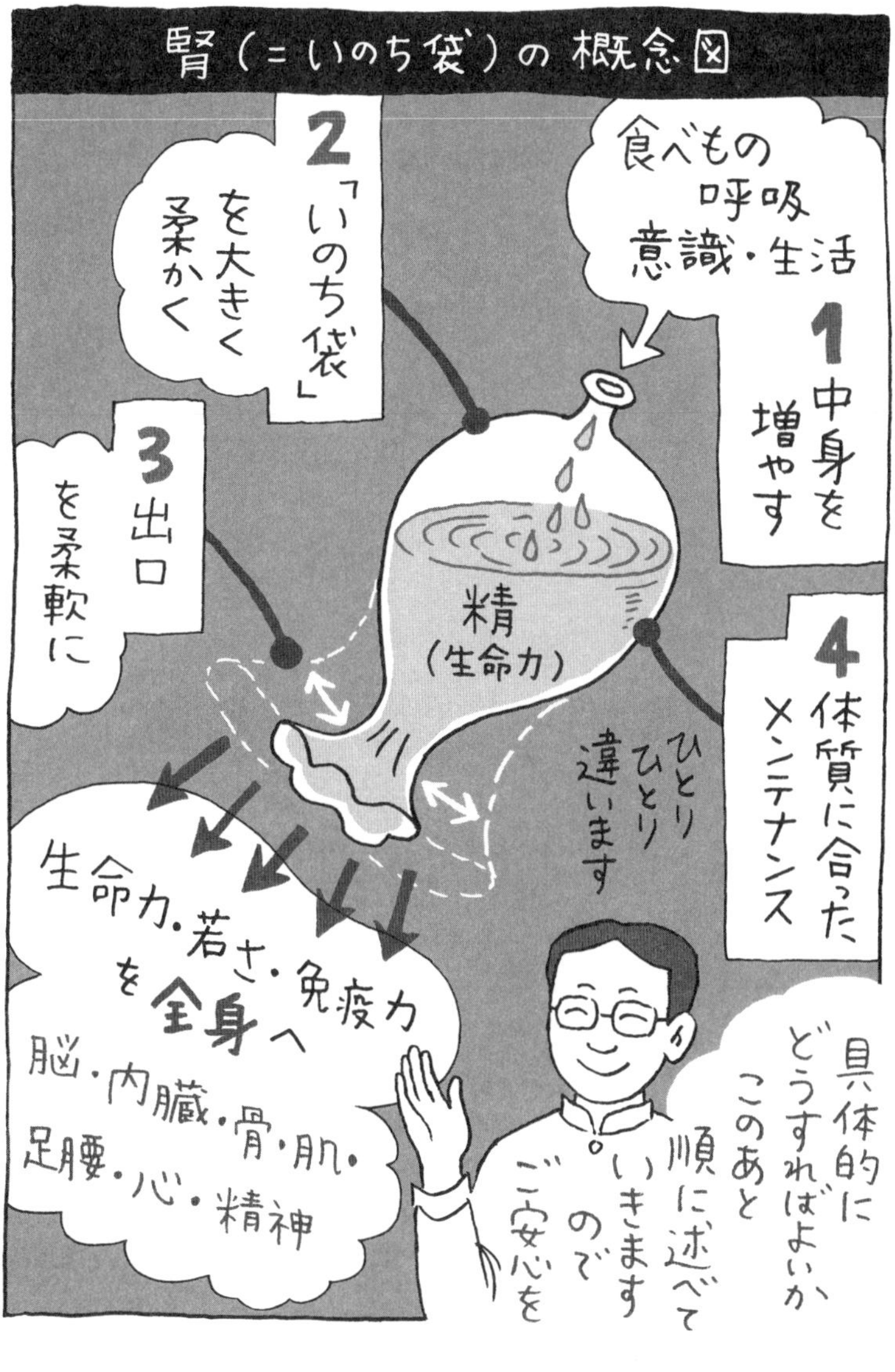
腎（＝いのち袋）の概念図
食べもの
呼吸
意識・生活
1 中身を増やす
2 「いのち袋」を大きく柔かく
3 出口を柔軟に
4 体質に合ったメンテナンス
精
（生命力）
ひとりひとり違います
生命力・若さ・免疫力を全身へ
脳・内臓・骨・肌・足腰・心・精神
具体的にどうすればよいかこのあと順に述べていきますのでご安心を

漢方では、このような「腎」機能が低下した状態や体質を、「腎虚《じんきょ》」と呼んでいます。腎機能が低下して「腎虚」体質になると、腎に蓄えられる「精」が減少し、老化、衰え、体調不良、疲れ、免疫力低下、発病などに進んでいきます。

なお「腎虚」には、ほかに「腎陽虚《じんようきょ》」と「腎陰虚《じんいんきょ》」という体質があります。

「陰」と「陽」は、東洋思想の根底にある概念です。宇宙のありとあらゆるものは、さまざまな観点から陰と陽のふたつに分類され、それらがお互いに相対し、助け合い、バランスを保つことで、安定した状態が維持できていると考えます。

たとえば、温める働きがある火は陽に、冷やす働きがある水は陰に属し、それらがバランスを保つことにより、安定した状態が生まれます。陰と陽がちょうどよい平衡状態にあるとき、ものごとは安定した状態を保つことができます。

これは人体においても同じことです。冷えが強くても、あるいは、ほてりなどの熱証が強くても、体調不良の原因になります。

もし「腎虚」体質で、しかも冷えが強ければ「腎陽虚」、逆に「腎虚」体質で、体液不足、乾燥、のぼせなど熱の症状が顕著ならば「腎陰虚」という体質です。

腎虚・腎陽虚・腎陰虚によくみられる症状

腎虚全般でみられやすい症状			
腰や膝がだるく力が入らない	頭がぼうっとする	耳鳴り	勃起不全（ED）
からだがだるい	忘れっぽい（健忘）	脱毛	月経不順
疲れやすい	寝つきがよくない	歯がぐらつく	無月経
腰痛	動作が緩慢	不妊（男女とも）	排尿障害
頭の回転が鈍い	ふらつく	性欲減退	
	めまい	性機能障害	

腎陽虚でさらにみられやすい症状	腎陰虚でさらにみられやすい症状
元気がない	からだの熱感（とくに午後）
気力に欠ける	のぼせ
いつも眠い	手のひらや足の裏のほてり
寒がり	口や喉が渇く（とくに夜間）
手足が冷える	顔面紅潮
腰やお腹が冷える	眠れない
頻尿	寝汗をかく
尿量が多い	尿が濃い
むくみ	

「虚」というのは、虚している、足りない、という意味です。したがって、からだを温めるような「陽」の力が虚していれば「腎陽虚」、逆にからだを潤して熱を冷ますような「陰」の力が虚していれば「腎陰虚」です。

「腎」は生命の基本ですので、「腎」の陰陽バランスは、全身の陰陽バランスの基本となります。「腎」の陰陽が失調すると、全身の陰陽の失調が引き起こされます。もし自分が「腎陽虚」や「腎陰虚」体質なら、それらを改善することも、元気で若々しく生きるために重要なことです。

体調の変化を感じたら、それは「腎」の衰え、ひいては「老化」のサインかもしれません。引き返せないところまで老化してしまう前に、今の生活を見直し、「腎」を養う「補腎」生活を始めれば、元気と若々しさを維持していくことが可能になります。

「補腎」を行うことにより「腎」が豊かになれば、からだ全体が良質のエネルギーや栄養で満たされます。その結果、活力がみなぎり、知力が高まり、免疫力が向上し、記憶力がよくなり、動作が軽やかになります。元気になって、疲れやだるさを感じることが少なくなり、からだの不調が改善されます。感情の極端に激しい起伏が減り、心穏やかになります。免疫力や抵抗力が高まるので、病気になりにくくなり、また病気からの回復が早くなります。

腎を養う四つの「補腎法」

【補腎法1】食事の改善（いのち袋の中身を増やす）

まず必要なのは、「腎」＝「いのち袋」の中身を増やすことです。日々の生活や活動のなかで、「いのち袋」に蓄えられた生命力は、少しずつ減っていきます。そのままにしておくと「いのち袋」の中身がどんどん減ります。ハードな仕事や活動をすれば、減り方も激しくなります。

元気な毎日を過ごすためには、それをじゅうぶん補充する必要があります。それを無駄に使わず温存しておくことも大事ですが、楽しく元気な毎日を過ごすためには、生命力を使うときにはしっかり使い、その分、袋の中身をしっかりと補うことが重要です。

「いのち袋」の中身を補う基本は、毎日の食事です。「腎」をしっかりと補う「補腎」効果のある食材をとるようにするといいでしょう。

中国では、もちろん日本でも、長い歴史のなかで健康維持や美容のために食事を重視してきました。中国では、いまでも病気の予防、病後の回復促進、体質改善、体質強化などのために、毎日の食事を重視しています。これを「薬膳」といいます。

薬膳は、薬用人参など、漢方薬の原料となる生薬《しょうやく》を食事に配合するような特殊なものだけではありません。たとえば、冷え症の人は、からだを温める食材をとればいい、暑い夏には熱を冷ます食材をとればいい、というように、体質や季節に合わせて食材を選んで調理すれば、それで立派な薬膳です。

したがって、「腎虚」が気になる人は、「補腎」効果のある食材をとればいいのです。

まずは、旬の食材が大事です。旬の食材には、インスタント食品や季節外れの食材に比べ、「気」や「血」がたっぷりと含まれています。新鮮な季節の野菜や魚を食べれば、体内に気血が蓄積され、「補腎」につながります。

サプリメントは、あまりお薦めしません。「食べる」という行為は、単に栄養素を摂取することだけではありません。食材に含まれている「気」や「血」といった自然の恵みをいただくことです。ビタミン、ミネラル、プロテイン、と栄養素別に錠剤を飲むのは、機械に燃料を補給するようで味気なく、それは「食事」ではなく「餌」に近い状態です。

さらに大事なことは、これまで解明されてきた栄養素以外にも、自然の食材にはまだまだ未知の微量栄養素がたくさん含まれており、それらもわたしたちの健康に大きな役割を果たしているということです。サプリメントではそれらを摂取することができません。

「補腎」効果が高い食材を次ページの表にまとめました。また、これらの食材を取り入れた補腎レシピを3、4章に紹介しています。参考にしてください。

なお「腎虚」が進み、体調を崩して病気になり、なかなか治らない場合は、「補腎」効果のある漢方薬が必要になります。食事だけでなく、漢方薬の力を借りて「腎」を強力に補い、病気を治してください。

食事以外には、生活のリズムを保ち、規則正しい生活を送ることも大事です。そうすることにより、からだが安定し、「腎」が活動しやすくなります。最低限、朝起き

「補腎」の薬膳効果が高い食材

腎陽不足で 冷えが強い人	腎陰不足で ほてりがある人	腎が弱っている人 全般
特に腎陽を補う食材 羊肉 鹿肉 えび ムール貝 ニラ くるみ 栗 八角 フェンネルシード シナモン クローブ	**特に腎陰を補う食材** 豚肉 鴨肉 鶏卵 すっぽん いか あわび かに くらげ エリンギ オクラ 白きくらげ くわの実	**補腎全般に効果的な食材** 鯛 うなぎ なまこ キャベツ 枝豆 ブロッコリー カリフラワー しいたけ（特にどんこ） ごぼう 山芋 黒ごま 黒豆 カシューナッツ プルーン レーズン ブルーベリー
体を温める以下の食材もお勧め ねぎ類 しょうが、にんにく こしょう、とうがらし類 黒糖 まぐろ、鶏肉	**潤いを補う以下の食材もお勧め** 牛乳、ヨーグルト りんご 牡蠣、蛤 氷砂糖	

参考資料『食養生の知恵 薬膳食典 食物性味表』日本中医食養学会 編著

る時間、寝る時間、食事の時間を毎日だいたい同じにしておくといいでしょう。

さらに、適度な運動、深い呼吸など、生活習慣や生活環境の改善も重要です。夜更かしを繰り返すなどして「いのち袋」の中身を無駄に使いすぎないように気をつけましょう。じゅうぶんな休養も、「腎」を養う基本です。

【補腎法2】心身の脱力（いのち袋を柔らかく大きくする）

「腎」＝「いのち袋」の中身を補充しようと思っても、その袋が小さすぎれば、あるいは硬くて広がりにくければ、せっかく入れたい中身があっても、じゅうぶん入りきりません。それはもったいないことです。袋の中身を補充することに次いで大事なことは、袋を柔らかくし、袋のサイズを大きくすることです。

そのための効果的な方法のひとつは、からだの力をぬく習慣を身につけることです。力をぬくことができるようになると、「腎」＝「いのち袋」が柔らかくなり、生命力が豊かに体内を流れるようになります。その結果、若々しさや健康、美容を保てるようになります。

人は、とくに意識しないでいると、どうしてもからだに力が入ってしまいます。緊張しているときには、知らず知らずのうちに歯をくいしばっていたり、肩や拳《こぶし》に力が入っていたりします。寒いときには無意識に首を縮め、肩を上げ、からだをこわばらせてしまいます。苦手な相手と話しているときには、頬や口元に力が入り、気がつくと不自然な愛想笑いを作っています。

そんなときは、からだに余分な力が入っています。そういうことが繰り返されると、からだには余分な力が無意識でかかり続けるようになり、「いのち袋」の皮にも不要な力や緊張がかかり、「いのち袋」は硬くなり、広がりにくくなります。

さらに言えば、からだに無駄な力が入っていると、その力のために「腎」の中身を使わなくてはならなくなります。無駄な力がぬけていれば、大事な生命力を必要以上に浪費することもありません。その意味でも、余分な力はぬいておくに越したことはないのです。


社会生活を営むかぎり、こういった無駄な力はどうしても入りがちです。そこで効果的なのは、意識的にからだの力をぬく「訓練」を続けることです。そうすれば、からだは余分な力がぬけた状態を覚え、少しずつ、これまでなら無駄な力がからだに入っていたような状況でも、力をぬいて過ごせるようになります。

力がぬければ、逆に大きな力を発揮することができるようになります。武道の達人やスポーツの名選手というものは、みな力がぬけているものです。力ががちがちに入っていては、大きな力が発揮できません。

もうひとつ、「からだ」だけでなく、「心」の余分な力をぬくことも大切です。ものの考え方を少し変えて、心も脱力できれば、「いのち袋」はますます柔軟になります。たとえば、自分の思い通りにことが運ばないと、人はいらいらします。ひどい場合は、寝ても覚めてもそのことばかりが気になって、思い悩んでしまいます。これは心に余分な力が入っている状態です。

しかし、自分を取り巻く環境や、他人の心というものは、簡単に変えられるものではありません。この雨、早くやまないかなあ、と思っても、やむわけではありませんし、電車の音がうるさいなあ、と思っても、電車の音が小さくなるわけではありません。

ましてや人の心など、操作できるものではありません。あの映画、おもしろかったね、と言われても、自分が観ておもしろくなかったら、おもしろくなかったのです。きょうのパーティ、楽しかったね、と同意を求められても、自分が楽しくなかったなら、楽しくなかったのです。いくら親しい友人や親に言われても、おもしろくないものはおもしろくなく、楽しくないものは楽しくないのです。

人の心は、他人が無理やり変えることができないのです。

このような、自分の力ではどうしようもない環境条件や人の心は、全部受け入れてしまえばいいのです。これを「甘受《かんじゅ》する」といいます。そういうことには、こだわらないようにするのです。自分の力でどうしようもないことにいらいらし、思い悩むのは、時間の無駄です。精神衛生上も好ましくありません。

まずは心を空っぽにして、現状を「甘受」して、そこからどうすればいいかを考えればいいのです。そうすれば、心の無駄な力や緊張もぬけることでしょう。ものの考え方や意識を少し変えるだけで、心の余分な力がぬけていきます。そうなれば、「いのち袋」も柔らかく大きくなることでしょう。

人間の心とからだは切っても切れない関係にあります。これを漢方では「心身一如《しんしんいちにょ》」といいます。からだに無駄な力が入っていれば、心の緊張が高まり、逆に心に余分な力が入っていれば、からだが硬くなります。

からだも心も脱力し、柔軟な「腎」＝「いのち袋」をつくりましょう。

【補腎法3】日常に刺激（いのち袋の出口を柔軟に広げる）

「腎」＝「いのち袋」には、入口と出口があります。入口からは、日々の食事や呼吸を通じて新鮮な生命力が入り込み、それが「腎」に蓄えられます。そして出口からは、日々の活動や、健康、免疫力、美容の維持などのために必要な生命力が流れ出ていきます。この結果、全身にエネルギーや栄養、免疫力、潤い、元気が供給され、毎日の生活を健康的に続けることができます。

もしこの出口が硬く狭ければ、全身に栄養やエネルギーがたっぷり供給されません。大事なのは出口を柔軟に広げておくことです。出口を広げておけば、全身が生命力でみなぎり、元気で健やかな毎日が過ごせます。

「いのち袋」の出口は、マヨネーズ容器の出口のようなイメージです。この出口が狭く、あるいは硬くて広がりにくければ、せっかく「いのち袋」にたっぷりと生命力が蓄えられていたとしても、必要なときに必要な生命力が必要な場所に供給されないことになります。そうなると、元気を失い、「衰え」を感じるようになります。それでは困ります。

「いのち袋」の出口は、柔軟性を持たせ、必要に応じて広がるようにしておくことにより、全身が生命力でみなぎり、元気で健やかな毎日が過ごせるようになります。

袋の出口を柔軟に広げる効果的な方法は、ふだん使わない心身を使うことです。

わたしたちの日常は、毎日さほど大きな変化や刺激に富んでいるものではなく、比較的単調なことの繰り返しです。映画やドラマのように毎日ドラマチックな出来事が起こっていてはたいへんですし、疲れます。むしろある程度は単調で落ち着いた毎日のほうが幸せです。

しかし、そのままでは、いつも同じからだの使い方をし、同じ考え方をし、同じ感じ方をするようになります。すると動作にも思考にも、人それぞれに一定の癖がついてしまい、柔軟性に欠け、運動機能も思考回路も応用範囲が狭くなってしまいます。

これが、「いのち袋」の出口が硬く狭くなった状態です。

この出口を柔らかく、広がりやすくするには、ふだん使わないからだの部分を使ったり、いつもとは違う考え方に触れたりすることにより、心・からだ・脳を刺激するのが効果的です。

たとえば、みなさん、最後にでんぐり返りをしたのはいつですか。もう何年、何十年もでんぐり返りをしたことがない人も多いのではないでしょうか。

わたしは合気道をしていますが、でんぐり返り（合気道の受け身）を一回するだけで、日ごろ使っていない筋肉や平衡感覚が急に目覚めるのを感じます。

おおげさかもしれませんが、ふだん眠っている潜在的な力が呼び起こされる感覚です。まだまだ自分の体内に新たな可能性が潜んでいるような気持ちです。

このように、ふだん使わない心身を使うと、とてもいい刺激になります。

そのための具体的な方法としては、休日を有効に使い、ふだんの生活では接点がない趣味や運動を楽しむことが、もっとも近道です。

わたしの場合は、休日などには茶道、謡曲、登山、合気道、スノーボードなどを楽しんでいます。楽しくて仕方ないのですが、それが結果的に、ふだん使わない心身への刺激になっているようです。

時間に余裕があれば、旅もそのようなよい機会となることでしょう。どのような趣味、運動、活動でも、それはきっとみなさんの五感を刺激し、「いのち袋」の出口を柔らかくしてくれるのに大いに役立つことと思います。

なお心身や脳への刺激は、休日でなくともできます。ふだん右手で歯を磨いている人は、きょうは左手で磨いてみてください。いつも右足から靴下をはく人は、次回は左足からはいてみてください。

このようなちょっとした動作でも、いつも使っていない側を使ってみるだけで、ふだん眠っている潜在的な力が呼び起こされる感じがします。けっこういい刺激になります。

どのような方法にせよ、ふだん使わない心身を使うことにより、心・からだ・脳の潜在能力を刺激できれば、「腎」＝「いのち袋」の出口は柔らかくなり、必要なときに広がるようなります。

【補腎法4】体質を知る（いのち袋のメンテナンス）

四つ目に大切なのは、自分の体質に合わせて「いのち袋」をメンテナンスすることです。「腎」という「いのち袋」は毎日たえず使っており、あるときは酷使する場合もあるわけですから、メンテナンスが必要です。ある人の「いのち袋」はもともと薄くて破れやすいかもしれませんし、またある人の「いのち袋」は分厚すぎて柔軟性に欠けるかもしれません。その人その人の体質つまり袋の状態に合わせて、ある人の袋は厚く丈夫にし、別の人の袋は薄く柔らかくするなど、ひとりひとりの体質に合わせて袋のメンテナンスをしておけば、いい状態の「いのち袋」を維持できます。食生活や生活習慣の改善だけでは不十分な場合は、「補腎」の漢方薬を使います。

たとえばトマトがからだにいい、とテレビや雑誌で紹介されると、それを見た人たちが我先《われさき》にトマトを買い、その結果、スーパーの棚からトマトがなくなる、ということが、けっこう頻繁に繰り返されています。

もちろんトマトは健康にいい野菜です。トマトをたくさん食べて健康になる人はたくさんいます。しかし、冷え症の人が冷たいトマトばかりを食べていると、冷え症が悪化し、健康を害することもあります。

大事なのは、自分の体質に合ったことをすることです。自分の体質にトマトが合っている人は、ほかの食材とともに、大いにトマトを食べましょう。そうでない人は、芸能人がトマトを食べて元気になったような話をテレビでしていても、それに合わせる必要はありません。

自分の体質に合った生活をすることにより、「腎」＝「いのち袋」が守られます。

「いのち袋」のメンテナンスも含め、体調管理は、ひとりひとりの体質に合わせて行うのが基本であり常識です。からだを温めたほうがいい人もいれば、冷やして余分な熱をとったほうがいい人もいるのです。

したがって、まずは自分の体質を知ることが大切です。

――現代人の四大体質「補捨流調」

中医学の体質分類「補捨流調《ほしゃりゅうちょう》」をご紹介しましょう。

現代人には、大きく分けて「補・捨・流・調」という四つの体質があります。

体内で必要なものが不足しているために補うといい体質が「補」。

逆に体内にものが過剰にありすぎて捨てたほうがいい体質が「捨」。

量的には問題ないが流れがわるいので流れをよくしたほうがいい体質が「流」。

からだ全体のバランスがわるいのでバランスを調えるといい体質が「調」です。

自分がどの体質かを知り、それに合わせた生活をして体質を改善することにより、元気で若々しい状態を維持することができます。

なお、この四分類はたいへんおおまかなもので、中医学の実際の診療現場で見極めなくてはならない体質は、基本となるものだけで百二十種類あります。わたしたち漢方の専門家は、患者さんの体質をきめ細かく判断し、処方を決めています。

病気の治療のためには、そのような専門的な判断や処方が必要です。しかし、病気というわけではない場合は、おおまかに自分が「補捨流調」のどれにあたるかを知り、それに即した生活をしているだけで、体調管理に大きな違いとなってあらわれてきます。

参考までに「体質チェックシート」を載せますので、自分の体質を知る手がかりとしてください。同じ「疲れやすい」でも、さまざまな疲れやすさがあります。自分の症状に近いものにチェックをしてください。チェックの数の多いものが、あなたの体質に近いと考えられます。

ふだんから、この自分の体質「補捨流調」に即した生活で「腎」＝「いのち袋」のメンテナンスをし、健康で若々しい生活を目指しましょう。簡単にまとめた資料「体質別 日常生活のヒント」も添付しました。参考になさってください。

＊＊＊

以上が「腎」＝「いのち袋」を養う四つの方法です。そのうち、補腎法の2、3、4は、潜在能力を引き出すのに役立ちます。

「火事場の馬鹿力」といわれるように、人には潜在的な力が隠されています。潜在的な力は、いざというときに発揮できるようになっていますが、ふだんはむやみやたらと使われることはありません。

この力は、ストレスや、意識の持ち方、環境などによっても押さえつけられ、発揮されなくなっています。

ほんとうは一〇〇の力を秘めているのに四〇とか五〇の力しか発揮できずに暮らしている人がたくさんいます。2、3、4は、この潜在的な能力をできるだけフルに活用できるようにするための方法です。「腎」の機能を高め、潜在能力を発揮できれば、あなたのさらなる可能性を引き出すことができます。

「補腎」を軸とした漢方ライフの具体的な方法は、この章でも少し紹介したとおり、いつもの生活のなかで簡単に行うことができるものです。

□ 急に疲れることが多く、やる気の減退、いらいら、憂うつ感を伴いやすい。回復も早い	□ 活力が湧かず、知覚が鈍り、元気がなく、冷えを伴うことも
□ 腹部膨満感、いらいらしてストレス太りなど、流れがわるい、または流れ出ない感じ	□ 太った部分をさわると冷たい。ときに過食も
□ すっきり排便せず、切れ切れの細い便。ストレスや緊張で下痢も。ガスも多い。生理前に悪化	□ 朝から数回、軟便や下痢が出る。便秘だと、うさぎの糞のようなころころした便が
□ 手足の末端の冷え症。とくに腰から下が冷え、トイレが近い	□ 寒がりで厚着や暖房を好む
□ 軽度のむくみを繰り返す	□ 主に下半身がむくむ
□ 目の下のクマや色素沈着が悩み。にきび痕も。ストレスでしみが目立つことも	□ 顔色がよくなく、髪の質や量の衰退も気になる。老けて見られることもある
□ 肩は硬く、もまれると痛い	□ こっている部分がかちんかちんに硬い
□ 刺すように痛む。脈打つように痛む場合も	□ がんがん痛む。割れるように痛むことも
□ 皮膚がかさかさしている	□ 腰痛や足腰のだるさがある
□ いらいらしやすい	□ めまい、耳鳴りがある
□ ストレスや緊張に弱い	□ 物忘れをしやすい
□ 胸苦しく感じることがある	□ 頻尿で、トイレが近い
□ 腹部に膨満感を感じることが多い	□ 眠りが浅い
合計チェック数は？（　　　／13）	合計チェック数は？（　　　／13）
あなたの体質は「流」＝停滞（どろどろ）タイプ	あなたの体質は「調」＝不均衡（アンバランス）タイプ

体質チェックシート（複数回答可）

	「補」タイプ	「捨」タイプ
a 疲れやすい		
	□ 食欲不振や胃のもたれ、消化不良、立ちくらみ、息切れ、動きたくないなどの症状も	□ 重だるい倦怠感で、頭がぼんやりしたり、食欲がなくなったり、むくみを伴ったりする
b 太りやすい		
	□ 代謝機能の低下で、余分な脂肪がつきやすい。ちょっと食べすぎると、すぐ体重増加	□ 体が重だるい。食べすぎ。過剰なものが体内に残りやすい。水太りの場合も
c お通じの悩み		
	□ 食後すぐに便意。便は泥状や水様、または出始めは硬めであとは軟らかめ。排便しにくいことも	□ 便が硬く、お腹の張りもある。便の量が少ないこともある。ガスの臭いが気になることも
d 冷え症		
	□ 手足、太ももの内側、下腹部などが冷える。夏のクーラーや冬の寒気が苦手	□ むくみや尿量減少を伴う。あるいは冷えのぼせがある
e むくみ		
	□ 下半身がむくみやすい。多汗や、手足のしびれを伴うことも	□ 重だるいむくみ。だるさを伴う冷えや排便異常を伴いやすい
f 肌荒れ、しみ、くすみなど		
	□ 顔につやがなく、乾燥、くすみなども。しみは疲れると濃くなりやすい	□ 肌が脂性で赤くなりやすく、毛穴が目立つ。しみも濃い場合が多い
g 肩こり		
	□ 肩はこるが、触ると柔らかい。あるいは筋張っている	□ むくみを伴うような感じ。吐き気がすることも。もまれると一時的に楽
h 頭痛		
	□ しくしく痛む。疲れにより悪化する	□ 頭痛に吐き気を伴うことが多い
その他に、みられやすい症状		
i	□ 食欲不振気味である	□ 手足がだるく感じることがある
j	□ ときどき動悸がする	□ ときどき頭が重くなる
k	□ 全身に汗をかきやすい	□ 雨の日に体調がわるくなる
l	□ 唇が荒れやすい	□ 関節が痛みやすい
m	□ 頭がぼうっとすることがある	□ 乗り物酔いしやすい
合計チェック数は？	（　　／13）	（　　／13）
	あなたの体質は「補」＝虚弱（不足）タイプ	あなたの体質は「捨」＝過剰（ため込む）タイプ

体質別　日常生活改善のヒント（流・調）

「流」

からだのなかの流れがわるい体質

◎かかりやすい病気

狭心症、心筋梗塞、脳血管障害、眼底出血、高血圧、血小板減少性紫斑病、慢性関節リウマチ、膠原病、生理痛、生理不順、子宮筋腫、子宮内膜症、不妊症、高コレステロール血症、自律神経失調症、胃潰瘍、肝機能障害、慢性肝炎、過敏性腸症候群、更年期障害、うつ病、月経困難症、乳腺腫、ヘルペス、しみ、じんましん、にきび、眼精疲労、脱毛

◎養生のヒント

積極的にとりたい食物

　玉ねぎ（血行改善）、ちんげん菜（血と気の改善、精神の安定）、浅蜊（体内の水分の代謝）、背青魚（血をきれいにし、血行改善）、香りのよい野菜（春菊、セロリ、パセリ、ハーブ類など）、海藻類（若布、昆布、海苔など）、貝類（蛤、しじみなど）、ジャスミン茶、かんきつ類など

控えめにしたい食材

動物性脂肪、肉類、味の濃いもの、冷たい飲みもの

生活習慣上の心構え

適度なスポーツ（ウォーキング、ストレッチ）、深呼吸、腹式呼吸（入浴中、寝る前、起床後、通勤途中などに）。風呂は汗をかくまで。からだを冷やさないようにする（とくに下半身）

「調」

心身や臓腑、自律神経、ホルモンなどのバランスが不安定な体質

◎かかりやすい病気

糖尿病、高脂血症、高コレステロール血症、鼻炎、花粉症、アトピー性皮膚炎、不妊症、甲状腺機能低下症、甲状腺機能亢進症、前立腺肥大、自律神経失調症、不眠症、慢性胃炎、子宮筋腫、更年期障害、認知症、うつ病、不安神経症、パニック障害、摂食障害、口内炎、脱毛、骨粗鬆症、腰痛、白内障、膀胱炎

◎養生のヒント

積極的にとりたい食物（メインは「旬の食材」＝気血たっぷり）

黒豆（代謝を促進して補腎）、山芋・ブロッコリー（胃腸を丈夫にして補腎）、くるみ・栗（補腎、冷え解消）、鮭（胃腸を温め血行改善）、えび（からだを温め、補腎）、鶏肉（胃腸の気や血を補う）、色の黒い食品（黒ごま、ブルーベリー、しいたけ、プルーン）、もち米、鶏レバー

控えめにしたい食材

冷たいもの、塩分の濃いもの、脂っこいもの

生活習慣上の心構え

規則正しい生活をする（無意識レベルで心身のバランスが調《ととの》う）。食事はよくかんで。からだを冷やさないように。十分な休養をとる

体質別　日常生活改善のヒント（補・捨）

「補」

からだにとって必要なものが不足しがちな体質

◎かかりやすい病気

胃炎、胃・十二指腸潰瘍、慢性肝炎、内臓下垂、貧血、不整脈、狭心症、心臓神経症、ぜんそく、鼻炎、花粉症、気管支炎、甲状腺機能低下症、糖尿病、うつ病、自律神経失調症、不眠症、生理不順、不妊症、更年期障害、アトピー性皮膚炎、ヘルペス、しみ、じんましん、にきび、眼精疲労、ドライアイ、脱毛

◎養生のヒント

積極的にとりたい食物（メインは「旬の食材」＝気血たっぷり）
さつまいも（気を補う）、トマト・豆腐（からだを潤す）、ほうれん草（血を補う）、豚肉（滋養）色の濃い野菜・黒ごま、魚介類・果物・きのこ類など

控えめにしたい食材
唐辛子など刺激の強いもの、冷たいもの、甘いもの

生活習慣上の心構え
夕食は早めに（胃腸への負担を軽くする）。夜更かしをせず、睡眠を十分とる。朝食を食べる

「捨」

からだに余分なものをため込みやすい体質

◎かかりやすい病気

高血圧、脂質異常症、糖尿病、動脈硬化、脳卒中、狭心症、心筋梗塞、気管支炎、ぜんそく、鼻炎、自律神経失調症、甲状腺機能亢進症、慢性関節リウマチ、関節炎、湿疹、じんましん、にきび、化膿性の疾患、アトピー性皮膚炎、肥満、胆石、腎臓結石、子宮筋腫、子宮内膜症、不妊症、メニエール病、痛風、肝・腎機能障害、睡眠時無呼吸症候群

◎養生のヒント

積極的にとりたい食物
大根（消化を助ける）、もやし・ごぼう（熱や毒を除去）、若布（しこりや過剰水分除去）、海藻類（昆布、海苔など）、うり類、夏野菜、そば、青豆類、たけのこ、しじみ、こんにゃくなど

控えめにしたい食材
動物性食品、脂肪分の多いもの、味の濃いもの、唐辛子など刺激の強いもの

生活習慣上の心構え
野菜中心で消化のよい少量の食事を心がける（腹八分）。間食は要注意（一日１回は、おなかをからっぽに）。適度な運動を

そのなかでまず大切な基礎は、生活のリズムです。生活のリズムが乱れていると、からだは休まらず、心も落ち着きません。腎も疲れます。それとは逆に、規則正しい生活を続けていれば、心身ともに穏やかに安定し、腎はゆったりとゆるみます。

さほど厳格に守る必要はありません。だいたい同じくらいの時間に起き、同じくらいの時間に寝て、同じくらいの時間に食事をしていればじゅうぶんです。ときどき、はめを外すくらい、まったく平気です。

ある程度の生活のリズムができれば、一日のなかで朝から昼、昼から晩へと、ゆったりとした心地よい波のような体調の流れができます。この波にふんわりと揺られていれば、心もからだも穏やかになります。平日と休日のリズムも同じです。次章からは、この朝、昼、晩、そして休日というリズムに沿って、ふだんの生活のなかで容易に取り入れることができる具体的な「補腎」法について紹介します。それぞれの項に、補腎レシピも紹介しました。妻の幸井由紀子（国際中医薬膳師）が考案したレシピです。

第3章　補腎生活法

朝——心身を目覚めさせる

朝は心身の活動が始まる時間帯です。「腎」に「生命力」がじゅうぶん満ちていれば、自然に、さわやかに目覚めて一日の活動を始めることができます。

しかし、朝なかなか起きられなかったり、朝から疲れていたり、朝ご飯を食べる食欲がなかったりする人も多いことでしょう。そういう人は、典型的な「いのち袋」の中身不足です。本項では、朝、起きた瞬間からいきいきと活動するための補腎術をご紹介します。いずれも、わたしが日々実践している、朝の過ごし方です。

朝起きて、まず意識したいのは「呼吸」です。

緊張したときに深呼吸をしたら気持ちが落ち着いた、という経験を持つ人は多いことでしょう。呼吸は、わたしたちの心身の状態と深い関係にあります。

人は一日に約二万回、呼吸をしているそうです。意識をしなくても、呼吸は自然に行われています。リラックスしているときはゆっくりと呼吸し、運動しているときや興奮しているときは早く呼吸をします。呼吸は止まってしまうことはなく、無意識に

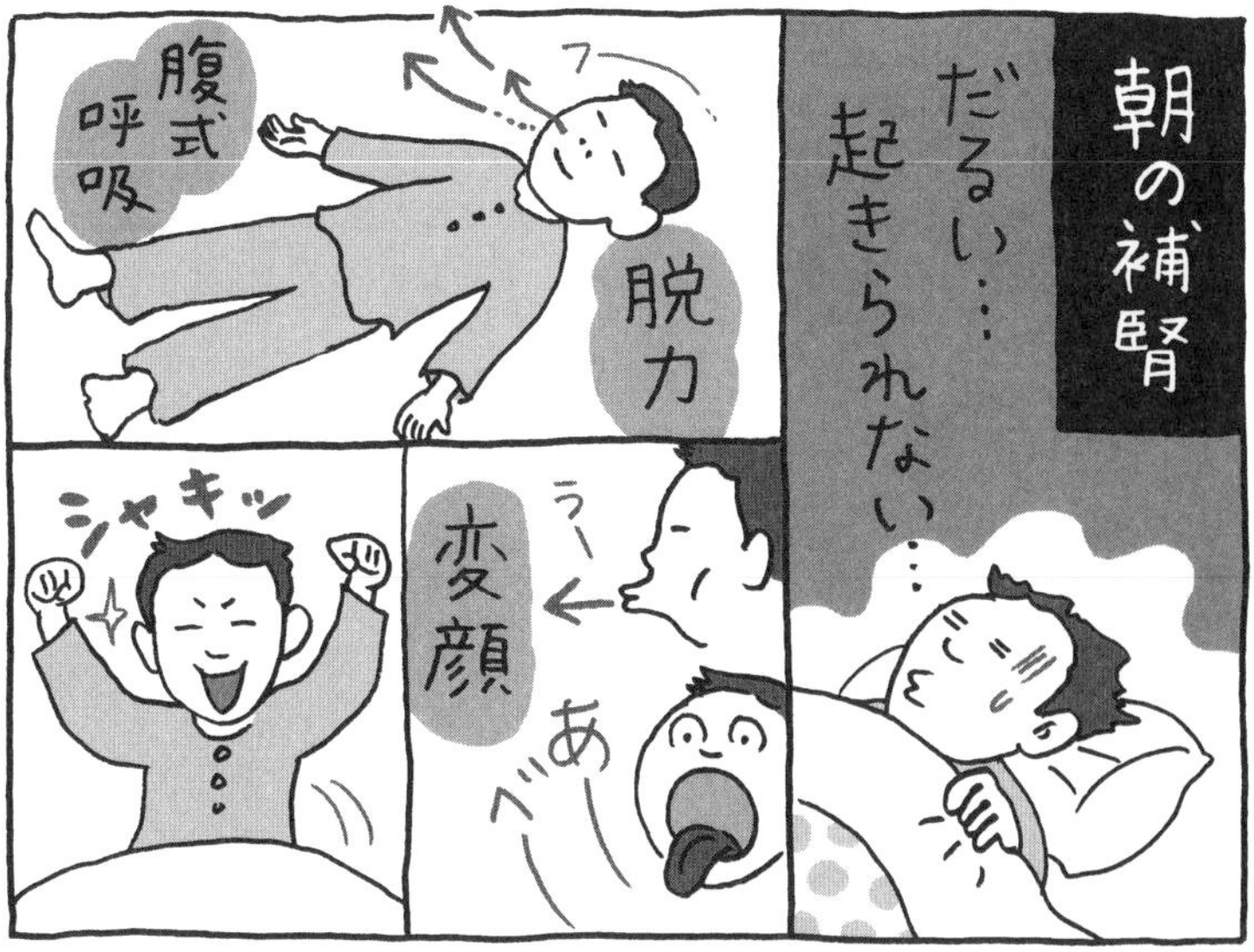
朝の補腎
だるい…
起きられない…
腹式呼吸
脱力
変顔
ラ〜
あ
べ〜
シャキッ

一日に約二万回、繰り返されます。

こういう、ふだん「無意識」にしている呼吸を「意識」して行うことにより、逆に体内の内臓に刺激を与えたり、気持ちをリラックスさせたりしていこう、というのが呼吸法です。

◉腹式呼吸

気功、ヨガ、座禅、武道など、呼吸法と密接に結びついた療法や修行法は多くあります。しかしまずは日常的にできる呼吸法を習得したい、という場合には、腹式呼吸があります。

腹式呼吸は、息を吐くときにお腹に力を入れ、吸うときはお腹の力をゆる

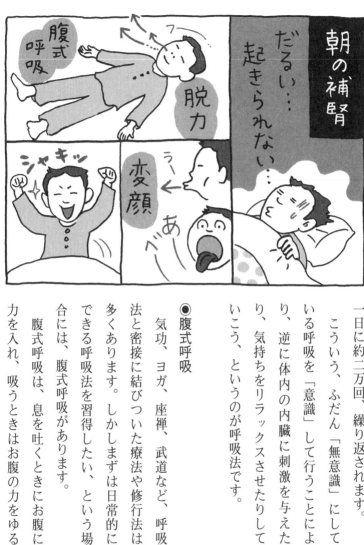

めて自然に空気を体内に取り込む呼吸法です。

腹式呼吸をすると、横隔膜が大きく上下するために内臓に刺激が与えられ、血行がよくなります。そして、精神的に落ち着き、リラックスします。

一般に日常生活のなかで無意識に行われている呼吸は、胸をふくらませたり縮めたりする呼吸で、胸式呼吸といいます。腹式呼吸とは逆で、息を吸うときに力を入れ、吐くときに力をゆるめて肺の中の空気を体外に出します。横隔膜があまり上下しないこともあり、内臓への刺激や血行改善、精神的なリラックス効果はあまりありません。

姿勢は、立った状態でも座った状態でも結構です。朝起きてすぐなら、仰向けに寝た状態のままがいいでしょう。その状態で、全身の余分な力をぬきます。

まず、鼻からゆっくりと息を吐きます。腹式呼吸は、息を吸うことよりも吐くことが重要です。口からのほうが息を吐きやすい人は、口からでも結構です。最初は五秒かけて吐いてみてください。慣れてくれれば、十秒、十五秒、と延ばしていきましょう。全身は脱力して力まず、お腹にだけ力を入れて充実させ、息を吐きます。からだ中の空気を全部、吐き出しましょう。お臍《へそ》から息を吐くイメージです。「腎」のある下腹は、へこませるのではなく、むしろ充実させます。

呼吸の「呼」は息を吐く、「吸」は息を吸うという意味ですので、呼吸は、吐くことからはじめます。ちなみに、人は生まれてきたときに産声を上げます。これは息を吐く行為です。生まれて最初にすることは、息を吐くことなのです。そして死ぬときには息を引き取ります。これは息を吸う行為です。人生のしめくくりには、最後に息を吸うのです。呼吸は、吐いてから吸うものなのです。

息を吐くときの注意点は、背中が丸まらないようにすることです。きれいな姿勢のまま、息を吐きます。下腹に手を当てておくと、呼吸や姿勢を意識しやすいと思います。

息を吐ききったあと、気持ちがいいな、と感じたら、そのまま数秒間、息を止めておいてもいいでしょう。

このあとは、お腹の力をゆるめます。力をぬくのです。すると自然に空気が肺、というよりも、お腹に入ってきます。口は閉じたまま、鼻から吸いましょう。

息を吸うときの注意点は、肩が上がらないようにすることです。無理に吸うのではなく、息を吐ききったあと力をぬけば自然に空気が入ってくる、それでじゅうぶんです。

この状態で心地よければ、また少しのあいだ息を止めておいてもいいでしょう。

そしてまた、ゆっくりと息を吐いていきます。

からだに余分な力が入らぬよう、深く、静かに、長く、滑らかに呼吸を続けます。

この呼吸法は、腹式呼吸のなかでも、逆式腹式呼吸というものに近いようです。あまり頑張って最初から長い呼吸をしてやろうとするのではなく、余分な力をぬいて、一息一息を丁寧に繰り返しているうちに、呼吸は自然と長くなっていきます。

わたしたちのからだのなかでは、さまざまなことが無意識で行われています。たとえば、心臓の拍動、胃腸での消化吸収、発汗など、たくさんあります。そのなかで、呼吸は、無意識でも行われているし、意識的にもコントロールできる機能です。ですから、意識的に呼吸をコントロールすることは、無意識の領域、たとえば自律神経の活動やバランス、心の安定などを自在にコントロールしていく足がかりになるのです。

腹式呼吸により心身が刺激され、安定していくと、「腎」＝「いのち袋」の出口が柔軟になり、生命力が全身にみなぎるようになります。その結果、健康や若々しさを保つことができるようになります。

　緊張しているときは、呼吸が浅くなります。長時間のデスクワークでも、呼吸が浅くなります。肩や胸を上下させて、一度に少しずつ呼吸するにとどまってしまいます。呼吸が浅いと、呼吸が早くなり、それが緊張や不安をさらに強くする要因にもなるようです。緊張しすぎたときや不安がつよいときは、息を止めていることもあるでしょう。ちょっとした時間に、腹式呼吸を何回かするだけでも、緊張や不安が和らぎます。

　腹式呼吸は、いつでもどこでもできます。湯船のなか、寝る前、起きたとき、電車に揺られているときなど、思い立ったら、いつしてもいいでしょう。

　そして呼吸は、ふだんから鼻でするようにしましょう。口で呼吸をすると、からだがこわばるようです。映画でも、恐怖や緊張でこわばっている人は、たいてい口を開けています。呼吸は、腹式呼吸のときだけでなく、ふだんの呼吸も鼻でするのが理想です。

　呼吸が浅くなりがちな現代人にとって、腹式呼吸を行い、意識的に深い呼吸を習慣づけることは意味あることだと思います。

◉変顔体操

朝起きたら、まず「変顔体操」をしています。

「変顔体操」とは、わたしが考案した、思いっきり変な顔をして顔面の筋肉を刺激し、そのあとは逆に顔面の「力をぬく」体操です。

思いっきり力を込めて変な顔をし、そのあと一気に脱力すると、顔面の筋肉から余分な力がぬけ、すっきりした顔になります。顔だけでなく、気分もすっきりし、緊張がとれます。知らず知らずのうちに、日ごろから顔面の筋肉が緊張して力が入っていたことに気づくと思います。「力をぬく」とはこういうことか、と、よくわかることと思います。

まず、まぶたを閉じたまま、目をゆっくりと時計回りに四回まわします。上下左右、できるだけ遠く、後ろのほうまで見るイメージです。たとえば上を見るときは、自分の脳や頭蓋骨の内側を見るイメージです。次に、ゆっくりと眼球を右に回し、今度は右耳を内側から見ます。三半規管や鼓膜を見るイメージです。そのあとは、さらに右に眼球を回し、下を見ます。歯や舌が見えるでしょう。のどや声帯も見えるかもしれません。そして、ゆっくり回して左耳を見て、頭頂に戻ります。首を回すのではなく、眼球だけ回します。首や肩の力はぬいておいてください。これを四回します。

右回りが終われば、同じように左回りもしましょう。

これが終わると眼球の力をぬき、今度は思いっきり目をぎゅっと閉じます。そのまま五秒ほどキープし、力をぬいて、ぱっと目を開きます。これも数回、繰り返しましょう。目を開いたときは、目のまわりの筋肉や眼球を支える筋肉は、すっかり脱力してリラックスしていると思います。

目の次は、口です。口を思いっきり、とがらせたり、大きく開けたり、右や左にゆがめたりします。とがらせたり、ゆがめたりしたら、その状態で数秒間キープします。全部、おおげさに行ってください。口をとがらせるときは、ひょっとこのお面に負けないくらい、突き出しましょう。口を横に開けるときは、首に筋が浮き出るくらい派手に広げましょう。口を大きく開くときは、口角が切れそうになる直前くらいまで、丸く大きく開けましょう。

口を大きく開いた状態で、舌も思いっきり動かしましょう。まず、思いっきり、べーっと舌を出します。そのまま舌を左右に動かしたり、丸めて裏返したりしましょう。

そして、脱力します。口のまわりの筋肉や舌が、じーんとするくらい脱力しているのを感じると思います。余分な力がぬけた状態です。

頬やおでこの筋肉も、リラックスさせましょう。口の場合と同じように、思いっきり顔面に力を入れて、しわくちゃにします。そのまま数秒間キープし、一気に脱力します。これも数回、繰り返します。

これで「変顔体操」は終了です。

人間は眠っているときにも奥歯に力を入れていたり眉間にしわを寄せていたりすることも多く、顔の筋肉は意外と朝から緊張してこわばっているものです。それを「変顔体操」でゆるめ、完全に脱力した顔面をつくり、一日の始まりとします。

わたしたちは、いろいろな人間関係やストレスにより、日中は無意識に顔面の筋肉を緊張させている場合が多いものです。たとえば、作り笑い、眉間のしわ、などです。

そういう顔面の緊張が続いたり繰り返されたりすると、そうでないときでも顔面を緊張させたままになり、いつの間にか、そういう顔つきになってしまいます。そうならないために、一日一度は余分な力のぬけたニュートラルな顔をつくるのも、「変顔体操」の目的のひとつです。本来の自分を取り戻すことができます。

「変顔体操」は、「力をぬく」効果があるだけでなく、顔を「引き締める」効果もあります。顔面の筋肉や舌をおおげさに動かすことにより、たるみが解消されるのです。ほうれい線や、しわが薄くなったり、あごのラインがすっきりしたりしてくると思います。

実際に「変顔体操」をしてみれば、顔面に余分な力が入っていないにもかかわらず、顔が引き締まっているのがわかると思います。

「力をぬく」ことは、たるむことではありません。「変顔体操」で上手に力をぬく状態が保てるようになれば、たるむのとは逆に、すっきりと引き締まった顔になります。そして、表情豊かな顔になります。作り笑いではなく、自然な笑顔が生まれます。

「変顔体操」が毎朝の習慣となり、「力をぬく」ことが自在にできるようになれば、その応用編として、口角を少し上げてみましょう。ほんの少しでじゅうぶんです。

口角がほんの少し上がれば、顔がさらにすっきりと引き締まります。口角が上がるだけでそんなに変わるはずがない、と思う人もいるかもしれません。しかし口角を上

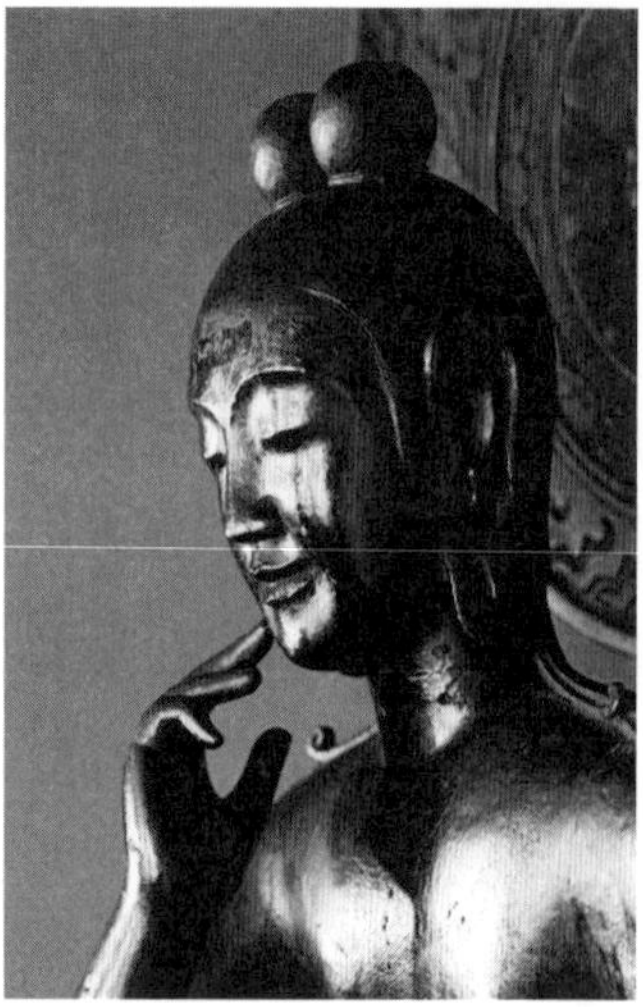

菩薩半跏像

げると、連動して顔全体の筋肉がリフトアップし、ナチュラルな明るい表情になります。明るい表情になれば、自然と気持ちも明るくなります。理想は、奈良は中宮寺の菩《ぼ》薩《さつ》半《はん》跏《か》像《ぞう》、有名なところではモナリザの微笑みです。

口角を上げるのに力が入るようでは、逆効果です。余分な力を入れないで、ほんのわずか、口角を上げるのです。後述の「脱力入浴法」で脱力状態のコントロールができるようになれば、この「変顔体操応用編」もできるようになります。

始めのうちは、口角を上げようとすると、どうも頬に力が入る、ぎこちない感じがする、という人もいると思います。その場合は、あまり無理をせず、できる範囲で行ってください。そのうち、できるようになります。

無理をせず、口角を上げようとするだけでも、少し心に余裕ができ、「甘受」の気持ちがふくらみます。口角を上げると、「自分は幸せだ」と脳が信じ込む（いい意味で、だまされる）ともいわれています。口角を上げることで、顔も心も明るくすっきりするのを実感してください。

◉瞑想

からだの力がぬけたあとは、心の余分な力もぬきましょう。わたしが毎朝しているのは、瞑想です。

瞑想とは、心を静めて無心になることです。目を閉じて深く静かに思いを巡らすこと、何かに心を集中させること、心を静めて神に祈ることなども、瞑想です。瞑想にはさまざまな定義があり、瞑想のやり方も多様です。スティーブ・ジョブズが実践していたということで話題になったマインドフルネスも瞑想の一種のようです。

まず腹式呼吸で静かに呼吸を調えます。そして意識を呼吸に集中します。自分がゆっくりと吐く息、そしてゆっくりと吸う息に、心を集中します。ほかに何も考えません。「無心の瞑想」です。もし途中で雑念が浮かんだら、あ、雑念が浮かんだな、と自分を客観視し、また呼吸に集中します。

瞑想中は雑念が浮かばないのが理想かもしれませんが、なかなかそう簡単にはいきません。仕事や生活で気になっていること、あるいは過去に体験したちょっとした一場面、インパクトの強かった映画やドラマのワンシーン、昔よく聞いていた曲のフレーズなどが、ふと頭に浮かんできます。そんなときは、そのことへの思いを深追いせず、再び意識を呼吸に持っていきます。無理に雑念を振り払おうとしても、なかなかうまくいかないかもしれません。その場合は、一歩離れたところから、雑念そのものではなく、雑念が浮かんでいる自分を見て、そういう自分を受け入れるようにすると、わりと容易に雑念から心が離れ、また呼吸に集中できます。

この「自分を客観視」する訓練は、瞑想中だけでなく、日常生活においても、とてもいい効果を発揮してくれます。たとえば、ちょっとしたことでいらいらしたときや、むっとしそうになったとき、些細なことにこだわってしまいそうなとき、つまらぬ意地を張りそうになったときなどに、腹式呼吸を深く一回し、いらいらしそうな自分、むっとしそうな自分、些細なことにこだわってしまいそうな自分を客観視できれば、そのような心のざわめきが、すっと穏やかに消え失せ、落ち着きます。

「無心の瞑想」のあとは、「感謝の瞑想」をします。

わたしたちは、多くの人の助けや機会に支えられて生きています。人の助けや恵まれた機会がなければ、人は生きていけないでしょう。そういうことに「感謝」することは、自分の利害や損得とはまったく関係なく、生きていくうえで最低限必要なことだと思います。

「無心の瞑想」では呼吸に意識を集中していましたが、今度は、感謝すべき人や機会に意識を集中します。家族や両親、仕事場の仲間、患者さんたち、世話になっている方々、友だち、そして仕事の機会、仕事のチャンス、趣味との出会い、など感謝の対象はいくらでもあります。わたしの場合は、亡くなったご先祖や友人たち、恩師なども、毎朝ひとりひとり思い出して感謝しています。そして、きのう出会った人、きょう会う人を思い起こして感謝しています。裏切った人にも感謝します（裏切られる前はお世話になっていたわけですし、裏切られたおかげで新たな出会いがあったかもしれませんし）。とても幸福な気持ちになります。

「無心の瞑想」と「感謝の瞑想」を合わせて数分、早ければ三分もあればできると思います。感謝の瞑想をしているうちに、きょう一日の過ごし方がみえてきます。三分が過ぎたころには柔らかい心ができあがり、その日一日を元気に穏やかに過ごす準備ができていることでしょう。

◉早起き

量は質をつくる。わたしはそう信じています。

運動選手は、練習すればするほど上達し、記録を伸ばします。料理人は、料理の実績を積むごとに腕を上げます。研究者は実験を重ねるごとに発見に近づき、受験生は長く勉強するほど合格に近づきます。

もちろん、ただ長時間すればいいのではありません。漫然と練習し、適当に料理をつくり、惰性的に実験を繰り返し、だらだらと勉強していては、質はつくれません。長時間イコール量ではないのです。

常によく考え、集中して取り組むのが前提です。

何をするにしても、安直な方法はありません。まずは量をこなすことが、質を上げるための近道だと思います。

そして、成功や上達の秘訣は、「途中でやめない」ことだと思っています。階段のように、しばらく地面と並行で成果が出ないときもありますが、そのあと、ふっと上達します。ずっと量を積み重ね続けることで、質が少しずつ高まります。

三十三歳で幸福薬局を開設してからも、量を積み重ねてきました。人と同じだけ仕事や勉強をしていては、人よりいい仕事はできません。

三十歳代はまだ体力もありましたが、それでも夜は仕事で疲れきっており、勉強に集中できませんでした。そこで、朝早く起きて漢方の勉強や仕事をしてから、薬局で仕事をするようにしました。

朝は静かで、気持ちがよく、太陽や大地の「気」が充満しており、勉強がはかどります。仕事のアイデアも浮かびます。

とは言っても、朝起きて、いきなり仕事を始めるわけではありません。朝起きてすぐは、さすがに頭もからだも完全には目覚めていません。

まずは、横になったまま「変顔体操」と「瞑想」をします。

さらに仕事を始める前に、わたしの場合、朝食のお吸い物をつくります。じつは、昆布と鰹節から出汁《だし》をひくのが大好きで、毎朝これを楽しみにしています。

和食の出汁は、諸外国のスープなどと比べ、つくるのに時間がかからない点だけでもすばらしいと思いますが、それよりも、何よりも、淡白でやさしい香りと、複雑で深い味わいには、毎朝、感動します。これぞ生活に深く染み込んだ日本の食文化の真骨頂ではないでしょうか。出汁のにおいを嗅ぎ、味見をするだけで、脳細胞がぴきぴきと音を立てて目覚めていきます。

そして出汁をひきながら一方でお茶を淹《い》れ、合間をみて盆栽などに水をやり、お吸い物の準備がととのったところで、いよいよお茶の入った湯のみを持って、ようやく書斎に入ります。お茶はその日の気分で、お煎茶だったり中国茶だったり紅茶だったり、まちまちです。

時間に余裕があれば、薄茶を点《た》てます。本当はこれが一番リラックスできて脳が活性化されますが、読み書きしながら、となると、片手で飲めるお茶などが適していると思われます。出汁をひいて、お茶を淹れて、盆栽に水をやって、といろいろしますが、時間にして十五分ほどです。

朝からこんなことをして書斎に入るころには、五感がほどよく刺激され、からだや頭の細胞が完全に目覚めています。仕事や勉強を始めるとしましょう。

早朝の、このだれにもじゃまされない静かな時間は、勉強や仕事以外のことをしても楽しいと思います。趣味や読書など、なんでもはかどるのではないでしょうか。お試しください。

気をつけていることがひとつあります。それは、メールチェックをしないことです。メールを見てしまうと、大事な仕事や勉強よりもメールのことが気になってしまいます。仕事や勉強に集中できなくなります。せっかくの貴重な時間をメールにじゃまされてはたまりません。メールは、朝七時くらいになって、仕事や勉強の息ぬきの隙間《すきま》時間に見て返信しても、じゅうぶん早い対応だと思います。

＊＊＊

朝早く起きてできる仕事や勉強の量は、一日分としては、それほど多い量ではないかもしれません。しかし、するとしないとでは、ぜんぜん違います。早起きを続けることにより、徐々に大きな本質的な差となってあらわれてきます。

これは、漢方薬と似ています。漢方薬は、体質改善の薬です。体質ですから、そう簡単に変わるものではありません。漢方をこつこつと続けることで、少しずつ体調がよくなっていきます。病気の予防もできます。

お腹を引っ込めようと思って腹筋運動をはじめても、三日やそこらでは何も変わりません。数か月がたって、ようやくお腹回りが引き締まってきたと実感できることと思います。それと同じです。本質的な体質改善には一般に時間がかかります。

若返りも、簡単に手に入るものではありません。あせらずに、毎日続けることで、将来、大きな違いとなってあらわれてくることでしょう。

ご参考までに、わたしは薬局を開設して以来、十年以上、毎日四時に起きて仕事と勉強をしていました。あの時間が今の自分の基礎をつくっているように思います。

もちろん起きる時間は何時でも結構です。残業が多くて寝る時間が遅い日などは、無理すると睡眠不足で体調を崩しかねません。あるいは、ふだんは元気に早起きしている人でも、今朝は体調がすぐれない、という朝もあるでしょう。年齢によっては多くの睡眠時間が必要なこともあるでしょう。そういう場合は決して無理をせず、無理のない範囲で朝の時間を楽しんで過ごすようにしてください。

黒豆ご飯　4～6人分

[材 料]

米	2カップ
炒り黒豆＊	1/2カップ
干し桜えび(刻んでおく)	15g
キャベツ	3枚
塩	適宜

＊炒り黒豆は、黒豆をフライパンで火にかけ、皮がはじけてこんがりするまで乾煎りしたもの。煎じてお茶にしたりスープに入れるとよい。

[作り方]

❶ 米を洗い、多めに水加減して炒り黒豆を加え、30分以上浸水する。
❷ 直前に干し桜えびと塩小さじ1/2を加えてご飯を炊く。
❸ キャベツは15センチ角ぐらいにざっと切ってから塩小さじ1/2をもみ込み、しんなりしたら細かく刻んでよく絞る。
❹ 炊きあがった❷のごはんに❸のキャベツを混ぜる。

＊ ❶は前の晩にしておくと楽(暑い日は冷蔵庫に入れておく)。ごはんの残りはおにぎりにしてお弁当に。

補腎スープ　10杯分ぐらい

[材 料](分量は好みで自由に変えてよい)

干ししいたけ(戻しておく・戻し汁も使う)	3～4枚
大和芋 または 長芋	100g
ごぼう	1/2～1本
キャベツ	3～4枚
昆布出汁	2～3リットル
塩・ごま油	適宜
餅	適宜

[作り方]

❶ 具材(餅以外)はすべて1センチ角ぐらいに切る。
❷ 深鍋にごま油大匙1ぐらいと❶の具材を入れ、全体に油が回るまで炒める。
❸ 昆布出汁としいたけの戻し汁を❷に加え、火にかける。
❹ 汁気が足りなくなったら昆布出汁か水を足し、具材が柔らかくなるまで煮る。最後に塩味を調える。
❺ 一切れを4つぐらいに切った餅をごま油を熱したフライパンでこんがりと揚げ焼きにし、器に取り分けた❹に入れる。

＊ ❹までは前の晩に作っておく。餅を入れることで一椀でボリュームのある朝食にしているが、スープだけで食べてもおいしい。

※［材 料］の下線の食材は薬膳効果がとくに高いもの。

昼――フル回転の時間にこそリラックス

昼は、仕事や家事に大車輪で奮闘する時間帯です。気がつかないうちに、からだも心も緊張してしまいがちです。自分のからだや心が緊張しているな、と気づいたら、まずは力をぬくこと、脱力させることが大事です。


話はさかのぼりますが、子どものころ参列した葬式でのことです。

遠い親戚の葬儀だったと思います。火葬場で焼かれたばかりの遺体が、台車に乗ったまま火葬炉から出てきました。遺体は熱気を発し、ほとんどが白っぽい灰と化していました。しかし、よく見ると、頭部に黒いかたまりがぽつんと残っていました。

あれは、なんだろう……。ほとんどが灰色一色の台車の上で、それだけが黒く目立っていました。子どもの拳くらいの大きさの、少しゆがんだ形のかたまりでした。

気になって仕方がありません。

そばにいた父を見上げ、小さな声で聞きました。

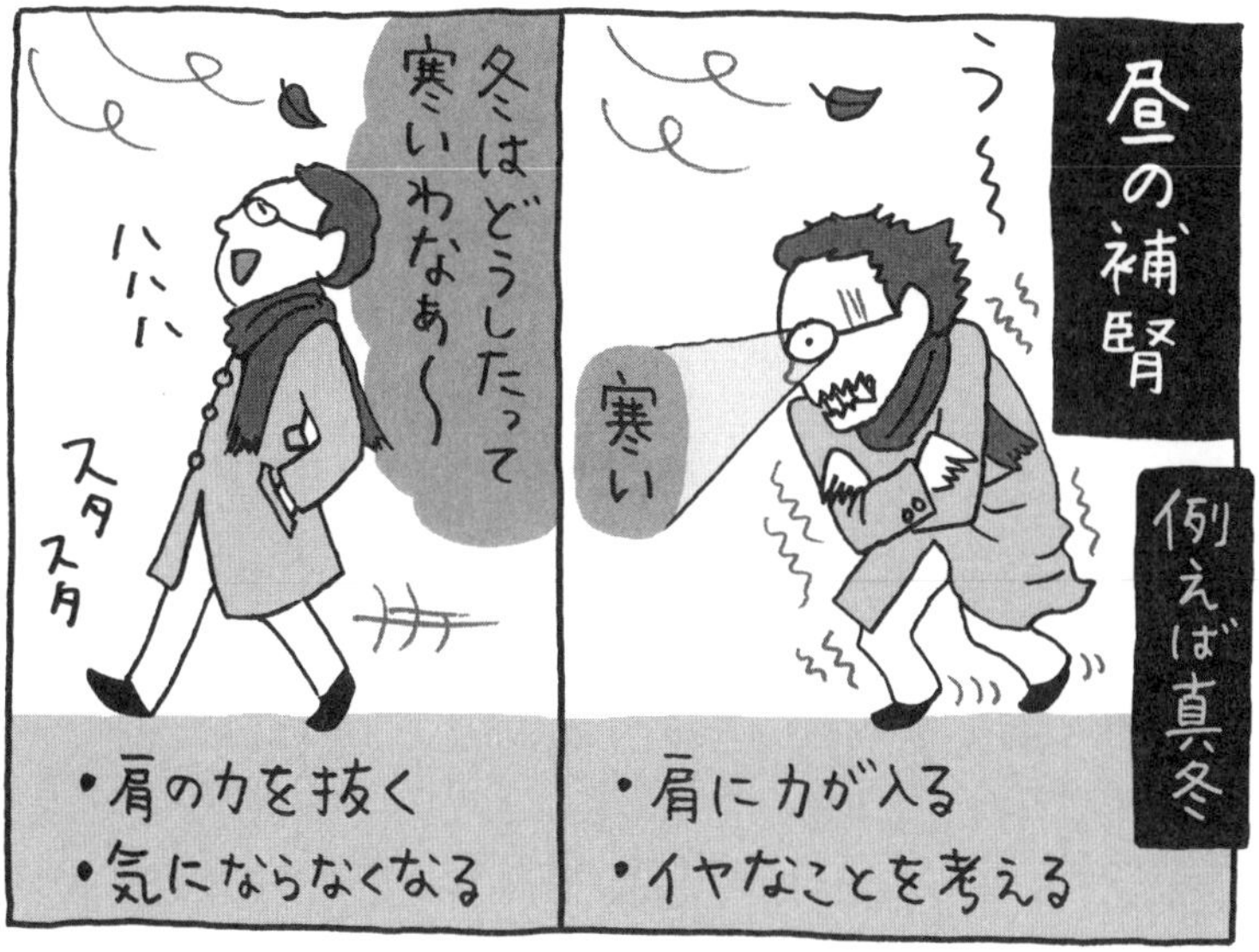
昼の補腎
例えば真冬
う〜
寒い
・肩に力が入る
・イヤなことを考える
冬はどうしたって寒いわなあ〜
ハハハ
スタスタ
・肩の力を抜く
・気にならなくなる

「あの黒いの、なに?」

父も、その黒いものを見つめてから、言いました。

「あれは脳の、使っていなかったところだよ」

わたしは思わずつばを飲み込みました。

「脳って、使わないと黒くなるの?」

「そうだよ」

ほんとうかどうか、知りません。おそらく父は、しっかり頭を使わないとだめだよ、と、息子に言いたかったのでしょう。

しかし、そのときのわたしは、黒いかたまりを見たまま、ただただ怖くなりました。頭を使わないと脳みそが黒くなっちゃう、とからだが震える思いでした。父の作戦は、成功したといえます。追い討ちをかけるように、父は正面を向いたまま、低い声で「使わなかった脳みそがあんなに残ってたんじゃあ、もったいないねえ」と、つぶやきました。

おそらく、わたしに聞こえるように、わざと発した言葉だったと思います。わたしは、もう、おしっこをちびりそうになるくらい、怖くなりました。参列者が焼骨を拾って骨壺に入れるとき、だれもその黒いかたまりに見向きもしなかったのが不思議でした。


そのとき以来、どうしたらあの黒いかたまりを頭のなかに残さないことができるのだろう、どうすれば使わないまま放置されている脳を減らすことができるのだろう、ということを、折にふれて考えるようになりました。

そのうち、「火事場の馬鹿力」という言葉を知りました。いざというときには、いつも以上の力が出る、ということです。ということは、ふだんは一〇〇パーセントの力を出さずに暮らしており、その「いざというとき」用の力が、からだに秘められているということか。やっぱり人には、脳にも肉体にも、ふだんは使っていない力が隠されているんだ。そして、それを使わないでいると、あの黒いかたまりになるのか……。そんなふうに考えるようになりました。

しかし、どうすれば、「いざというとき」にならなくても、自分が秘め持っている力を発揮できるのか、そのときはわかりませんでした。

あるとき、どこかの旅館だったと思いますが、夜になり、おとなたちが楽しく騒ぐなか、夜の九時を回ったところで「そろそろ子どもは寝なさい」と言われて隣の暗い部屋で先に寝ることになりました。

いつも寝つきはいいのですが、隣からおとなたちの話す声や笑い声が絶え間なく聞こえてきて、なかなか眠れません。寝なきゃ、寝なきゃ、と思って頑張っても、寝つけません。気持ちがあせるばかりでした。

そのとき、ふと気づくと、わたしは布団のなかでからだを硬くして丸め、眉間にしわが寄るくらい目をぎゅっと閉じていました。そして、なんだ、こんなことしているから眠れないんだ、と子どもなりに思い至り、からだをまっすぐ伸ばして仰向けになり、からだの力を全部ぬきました。

すると、おとなたちの声が気にならなくなりました。聞こえてはいますが、右から左へと流れるだけで、眠るじゃまにはなりません。思えば、テレビを見ながら寝てしまったり、授業中に居眠りをしてしまったりするのと同じです。力をぬいてリラックスしていれば、じゃまとも思える音が気にならなくなるのです。先生の講義が子守唄になるのです。

そして、その日のわたしは、眠りに入ることができました。

それ以来、常に「力をぬく」ことを意識するようになりました。

たとえば冬の寒い日は、北風のなか、コートの襟を立てて肩をすぼめ、背中を丸くして歩きたくなりますが、じつは、肩をすぼめたところで意外と寒さは癒えません。おまけに肩がこります。

それに気づいたとき、試しに逆に肩の力をぬいて姿勢を正して歩いてみました。すると、あんまり寒さが気にならなくなりました。

姿勢がよくなったので血行がよくなり、からだが温まったのかもしれません。あるいは、胸を張って歩いたので歩幅が広くなり、それで運動量が増えてからだが温まったのかもしれません。

しかし、それらにもまして大きかったのは、「寒い」ことを気にしなくなったからだと思います。肩をすぼめていると「寒い」「寒い」と思ってしまいますが、肩の「力をぬく」と、寒さが気にならなくなるのです。

寒さが気にならなくなると、今度は別のさまざまなことに気づくようになります。いつもと同じ通勤の道なのに、北風にそよぐ街路樹の葉のすれ合う音が耳に入ってきたり、見上げると空の青さや雲の織りなす風景に感動したり、道沿いの小学校の校庭の日だまりの懐かしい土のにおいを久しぶりに感じたり、帰り道には夜空に浮かぶオリオン座やふたご座を見つけたりします。

こういうことは、これまでだって耳に入り、目に入り、鼻に入ってきていたはずなのに、これまでは「寒い」ことやほかの雑事にばかり意識がいっていて、気がつかなかったのです。

◉脱力

「力をぬく」だけで、五感が磨かれ、感覚が鋭くなります。五感を磨くために懸命に何か努力するのではなく、力をぬく、つまり、何もしないだけで、感覚が鋭くなっていくのです。それによって脳も刺激を受け、これまで使っていなかった部分が使われ始めるのを感じます。

それまでは、「寒い」ということに意識を取られ、「寒い」ということにこだわっていたから、寒かったのです。「寒い」のは、こんな冬の日なんだから当たり前、どうしようもないよね、と、とらえ方を変えるだけで、寒い、とか、寒いのイヤだ、という意識が薄れ、寒さを感じなくなるのだと思います。おまけに肩もこらず、五感が鋭くなり、脳が刺激され、いいことばかりです。

これは、先の旅館の話でも同じです。「眠れない」ということに意識を取られ、「眠れない」ということにこだわっていたから、眠れなかったのでしょう。

このように「力をぬく」ことが上手になってくると、五感だけでなく、第六感も鋭くなります。わたしは小さいころ、地震が来る少し前に、「あ、地震や」と言って台所のレンジの火を消しにいくことが多かったそうです。

力をぬけば、自分が持っているいろんな力を発揮することができるようになります。スポーツ選手が、がちがちに緊張した状態で良いパフォーマンスをすることができないのと同じです。テレビ越しに見てさえ明らかなように、イチロー選手も全身をリラックスさせてバットを振っています。

力をぬけば、これまで使っていなかった部分が活動を始め、あの黒いかたまりがどんどん小さくなっていくように感じました。

火事場でなくても、つまり「いざというとき」でなくても、自分が秘め持っている力、つまり潜在能力を発揮できるようになる方法のひとつは、このように、「力をぬく」ことです。

力をぬくことにより、潜在能力が発揮できるようになります。「腎」＝「いのち袋」がどんどん柔らかく、大きくなっていきます。

◉左右対称ごっこ

わたしは小さいころ左利きでした。絵を描くのも、字を書くのも、食事をするのも、すべて左手でした。

それでも小学校に入るころには、家庭の方針で、お箸を持つのと鉛筆を持つのだけは右手に変更させられました。子どものことですから、すぐに右手で食事をしたり字を書いたりすることができるようになったことでしょう。

それから何年か経ち、自分が小さいころに描いた絵を見ることがありました。きっと親戚が集まって、幼かったころのわたしの話にでもなっていたのでしょう。そのとき、絵も右手で描くようになっていたわたしは、数年前に自分が左手で描いた絵を見て、なんだか違う自分が描いた絵のように感じました。それが不思議で、さっそく左手でそのへんの紙にいたずら書きをしてみました。

久しぶりに左手で描いたので、うまく描けませんでした。しかし、いつもとは違う風合いの線が描けました。うまく描けないもどかしさがありましたが、いたずら書きを続けるうちに、いままで眠っていた脳の一部が眠りから覚め、ふたたび動き始めた感覚が生じてきました。脳のなかが、ちょっと痒《かゆ》いような感覚です。

まさに、あの黒いかたまりが脳から消えていく感じでした。眠っていた潜在能力が呼び起こされたのでしょう。

それ以来、右手でしていたことを、いろいろと、左手でするようにしました。利き手でないほうの手で字を書いたり箸を使ったりするのは簡単にはできませんが、たとえば、歯磨きです。いつもと逆側の手で初めて歯を磨いたときは、おおげさですが、感動しました。口のなかも、いつもとまったく違う感じがしました。からだにも脳にも、新鮮な刺激となりました。

靴下も、いつもと逆の足からはいてみました。たったそれだけで、足に新鮮な違和感が生じました。たったこれだけのことで、いい刺激になるのです。

このようなちょっとした動作でも、いつも使っていない側を使ってみるだけで、あるいは、いつもと順番を変えるだけで、ふだん眠っている潜在的な力が呼び起こされる感じがします。けっこういい刺激になります。こんなちょっとした遊びが「左右対称ごっこ」です。

ほかにも、いくらでもあります。

たとえば、消しゴムを、いつもと違うほうの手で使う。最初は力加減がわからず、紙がしわくちゃになりますが、だんだんできるようになってきます。あるいは、はさみをいつもと逆の手で使う。はさみは右利き用にできていますのでコツがありますが、おもしろいものです。外出や帰宅時の鍵の開閉も、いつも右手でしている人は、左手でしてみてください。

腕を組むときに、いつもと逆の組み方をしてみるのもいいでしょう。最初は腕が組めないほどの違和感を覚える人もいます。手を組むのも、逆にしてみてください。慣れないと、かなりの違和感があるでしょう。でも、そのぶん、きっと脳やからだにいい刺激となっていることでしょう。

このように、何かにつけて「左右対称ごっこ」をすることにより、あの黒いかたまりは、どんどん小さくなると思いました。歯磨きも靴下も、今では、昔どちらの手でしていたか、どちら側からはいていたか、まったく思い出せないくらいです。

「左右対称ごっこ」は、ふだん使わない側の手足を使うことにより、脳やからだの潜在能力を刺激できる、簡単で楽しい方法です。心身が刺激されれば、「腎」＝「いのち袋」の出口が柔らかくなり、必要なときに広がりやすくなります。

◉ピンポン球《だま》少食法

四十歳を超えたある日、いつものように昼食を外食で済まして午後の仕事をしているとき、そういえば最近、からだが重だるいな、以前と比べて午後の頭の回転が鈍いな、ということに気づきました。一、二年前と比べて、明らかに体内の歯車の動きが鈍くなっている感覚です。

原因はなんだろう、と考えました。答えは、すぐに見つかりました。原因は、食事の量にありました。ふだん自宅で食べる量と比べて、外食をすると、食べる量が多いのです。とくにごはんや麺類など炭水化物の量が相当多いことに気づきました。

そこで、お昼の外食の際、「ごはんはピンポン球大にしてください」と言うことにしました。

「そんなんで、お腹いっぱいになるんですか」

店の人は不思議そうな顔をします。しかし昼食の目的は、お腹をいっぱいにすることではありません。午後も軽快に仕事や生活をするのが目的です。

たしかに満腹感は、幸せなものです。最初は、わびしい気持ちにならないかな、とも思いました。しかし、それは杞憂《きゆう》に終わりました。腹八分、あるいは腹六分くらいなので、食後すぐはちょっと物足りない感じはありました。しかし、食事を終えて十五分もすれば、からだは意外とその量で満足し、それ以上食べたい気持ちは、簡単に消え失せました。それよりも、そのあとのからだの軽さ、快適さ、頭のさえ具合などを手に入れた喜びが、ちょっとした食後の物足りなさよりも、はるかに大きく感じられました。

この午後の時間の快適さは、胃腸の元気さと関係があるようです。満腹になるまで食べると、胃腸はオーバーワークを強いられることになります。胃腸にとって、力がぬけない状態が続くことになります。当然、疲れるわけです。それが、午後の重だるさ、頭の回転の鈍さの原因だったようです。

それに対し、「ピンポン球少食法」をすると、胃腸は必要なだけ働き、あとは力をぬいた状態になれます。胃腸は疲れ知らずで、元気なままです。胃腸が消化吸収作業するために必要なパワー、つまり「腎」＝「いのち袋」の中身を、必要以上に浪費することもありません。

胃腸の「力がぬける」ので、「いのち袋」は柔らかく大きくなります。おまけに袋の中身を無駄に使うこともありません。まさに、一石二鳥の効果があります。

街の様子を見てみると、お昼の定食に「ごはん大盛りサービス」とか、「ごはんおかわり自由」とか、ラーメンに「半ライスサービス」とか、とにかく炭水化物供給過多の外食が多すぎます。満腹感を求める現代人にとっては、魅力的な「サービス」かもしれませんが、炭水化物のとりすぎです。

あるいは、それほど大食いでなく、自宅ではふつうのごはん茶碗で食事をする人でも、外食で丼に盛られたごはんが出てきてしまえば、もったいないこともあり、それをついつい平らげてしまいます。やはり炭水化物のとりすぎです。

とにかく、明らかにごはんや麺類、パンなどの炭水化物が過剰なランチが目立ちます。それらは「サービス」ではなく、わたしたちの心身にとっては、むしろ「余計なお世話」に近いものです。

この炭水化物の過剰供給については、わたしたち消費者側にも問題があります。それほどハードな肉体労働をしているわけでもないのに、炭水化物でお腹いっぱいにならないと満足できない、という心理です。満腹感こそ幸せ、と思い込んでしまっている人も多いようです。

このところ、低炭水化物ダイエットが注目を浴びています。これまで炭水化物をとりすぎていた人にとっては、なかなかいい方法かもしれません。

しかし、炭水化物は人体に必要な、非常に重要な栄養素です。あまり極端に炭水化物を制限するのは、のちのち危険かもしれません。自分の体調や年齢をよく考えて、ほどほどに、これまで食べるのが多すぎた分だけを減らすのがいいでしょう。

わたしがお勧めする「ピンポン球少食法」は、極端な炭水化物摂取制限ではなく、また供されたごはんを残す後ろめたさもありません。

常日ごろからお腹いっぱいになるまで食べないと満足できない人にとっては、ごはんの量を減らすことは一大事かもしれません。しかし、腹八分、腹六分で「ごちそうさま」をしても、十五分もすれば、意外と満足感があり、それ以上食べたい気持ちが消えることを一度、体験してください。午後のからだの軽さ、快適さ、頭のさえを手に入れることができます。

◉正しい姿勢

わたしの薬局を訪れる患者さんをみていると、姿勢がよくない人がたくさん見受けられます。デスクワークでずっと座り続け、一日中パソコンの画面を見続けているせいで、次第に姿勢がわるくなったという人も少なくありません。

姿勢がわるいと、丹田に位置する「腎」が圧迫されます。圧迫されると、「腎」はのびのびと活動することができません。その結果、老いや加齢現象につながっていきます。つまり、よい姿勢は、若さの条件なのです。

基本は、からだの「力をぬく」ことです。もう少し正確に言うと、からだの「余分な」力をぬくことです。だらんと脱力するのではなく、立っているときや座っているときや歩いているときには、いい姿勢を保つために、必要な力は入れておきます。必要な力だけ入れて、余分な力はぬくのです。

上から順番にみていきましょう。

頭は上へ引っ張られるように

頭は、つむじあたりを、天からの糸で引っ張られているイメージで持ち上げます。自然に首が伸び、あごが引かれ、背筋が伸びます。

顔面をゆるめる

顔面の筋肉の力をぬきます。「変顔体操」の成果を発揮してください。

歯をゆるめる

歯は、くいしばらないようにしましょう。歯をくいしばっていると、緊張がとれません。とくに顔面、首、肩などが、ずっとこっている状態が続いてしまいます。上下の奥歯のあいだは少し開け、余分な力はぬきましょう。

なお、口は開けません。唇は、閉じたままです。

舌は自然な位置に

舌の位置も大事です。舌は、上あごに自然にくっついた状態が定位置です。

口呼吸をする人などに、舌が下がっている人が多いようです。「変顔体操」を続けているうちに、舌も引き締まり、そのうち自然と上あごに舌がつくようになると思います。口元からあごにかけて、引き締まった顔になります。

肩の力をぬく

肩の力をぬきます。両肩を少し押し下げるくらいで、ちょうどいいでしょう。両肩の中心に位置する首は、頭が天からの糸で引っ張られるので上に伸び、左右の肩は、下に下がります。肩を張らず、なで肩のイメージです。

肩甲骨を軽く寄せる

背中が丸くならないように、左右の肩甲骨を少し寄せます。左右の肩甲骨のあいだで竹輪《ちくわ》をはさむイメージです。ぎゅっと竹輪をはさむのではなく、竹輪が落ちない程度に軽く寄せます。

肩甲骨を寄せることにより、胸を張ったいい姿勢になります。胸椎が柔軟に伸び、胸が開き、呼吸が深くなります。

注意点は、肩甲骨を寄せすぎて、余分な力が入らないようにすることです。力が入ると、肩や肩甲骨が上がってしまいます。肩甲骨は力をぬいて軽く寄せ、竹輪をはさんで下に下げます。

骨盤を整える

骨盤は、まっすぐ立てます。

立った姿勢で下腹に左右の掌を当てたときに、掌が床と垂直になっている状態です。もしお腹が出ているために下腹に当てた両手の指先が奥に入り、掌が前に傾いている場合、それを前傾といいます。逆は後傾です。

まわりを見ると、多くの人の骨盤は前傾しています。腹筋が弱いのがおもな原因だと思います。とくに女性は、ほとんどが骨盤前傾かもしれません。骨盤が前傾していると、一見ヒップアップでスタイルがいいように見えますが、じつはそうではありません。理想は、骨盤がまっすぐ立った状態です。

腹筋が弱いために、立っているときは骨盤前傾でお腹が出て、座ると骨盤後傾で猫背になる人も少なくありません。

骨盤が前傾していると、背中が反りすぎて、背骨、とくに腰椎に負担がかかります。お腹も出てしまいます。新体操の選手は、ゆかの演技などで、骨盤を前傾させて腰をくびれさせてきれいなシルエットを演出しますが、あれはあくまでも競技ですので、日常生活でわたしたちが真似をする必要はありません。

そういう場合、骨盤をやや後傾させて骨盤をまっすぐ立てると、背骨への負担が減り、お腹がへっこみ、骨盤内の臓器（小腸、大腸、膀胱、卵巣、子宮など）にかかる負荷が減ります。そのため、それらの臓器がリラックスした状態になります。余分な力がぬけた状態です。「腎」＝「いのち袋」も活動しやすくなります。

背中が丸くなるほどに骨盤を後傾させる必要はありません。お尻をきゅっと引き締める感じです。肩甲骨は寄せて、胸を張ったまま、骨盤を少し後傾させます。そうすると、頭、肩、腰がまっすぐ一直線状に並び、きれいな姿勢になります。

骨盤の中央、腰椎の下、尾てい骨の上に、仙骨《せんこつ》という骨があります。そこに後ろから片方の手を当て、もう片方の手を下腹に当てて、骨盤を前傾させたり後傾させたりしてみると、わかりやすいと思います。腰がすっと立った状態がベストです。

全体の姿勢について、椅子に座っているときは、足首が膝の真下か、膝よりも少し前にくるように座るといいでしょう。自然と骨盤がまっすぐになります。

膝から下を椅子の下に入れて座ると、足首の位置が膝よりも後ろにきます。この状態だと、骨盤が前傾になり、腰がそった姿勢になります。こうなると脚を組みたくなります。脚を組むと骨盤の左右のゆがみにも影響してきます。注意したほうがいいでしょう。

逆に、脚を前に投げ出して、椅子に浅く座っている人を、電車のなかなどで見かけます。だらしなく見えるだけでなく、骨盤が後傾し、猫背になります。

骨盤の前傾や後傾の原因には、腹筋が弱いこと以外に、腰回りや太ももの筋肉が硬いことも考えられます。骨盤の前傾や後傾がなかなか治らない人は、そのあたりの筋肉のトレーニング、ストレッチ、脱力体操などをするといいでしょう。

わるい姿勢で座っていると、次第に背中が丸くなり、あごが出て、肩甲骨が開きます。頭部を支えるための首の後ろ側の筋肉や肩がこり、腰が重くなります。

内臓も圧迫されます。食道や胃が圧迫されると、逆流性食道炎や胃炎になります。骨盤内の血行が悪化すると、子宮筋腫や子宮内膜症にかかりやすくなります。

そしてそれは「腎」＝「いのち袋」が活動しにくい状態でもあります。

職場や家庭で長時間、座ったまま同じ姿勢で仕事や家事をする場合、できるだけ歩き回るようにしましょう。

集中力は、そんなに長時間持続するものではありません。集中力が切れたな、と思ったら、デスクを離れ、トイレに行ったり、お茶を淹れたり、休憩したりして、姿勢を正して歩きましょう。あるいは、ときどき座ったまま頭を天から引っ張られるイメージを思い出したり、肩を上下してリラックスさせたり、肩甲骨を寄せたり広げたり、骨盤を前傾させたり後傾させたりして動かすだけでも効果があります。

＊＊＊

昼の活動時間帯に自然に心身の脱力ができるようになると、自分の潜在能力をどんどん発揮できるようになります。

火事場の馬鹿力ではありませんが、日常の生活では、人は自分の全パワーを出して生きているのではなく、力をある程度セーブして、余力を残して使っています。さらに、ストレスや緊張、環境や意識の影響などにより、発揮できる力はさらに抑えられます。いくらゴルフ練習場で練習を重ねても、本番で緊張したりプレッシャーを感じたりして練習の成果が発揮できなかった、なんてことは世の常です。

練習を積んで技能を高めることは大切ですが、それと同時に、そのような潜在的な能力を本番でじゅうぶん発揮できるようにしておくことも重要です。

わたしが仕事としている漢方でも、同じです。

漢方や中医学は、人が生まれつき持っている生命力や自然治癒力を高める医学です。漢方薬は、人が持つ生命力や自然治癒力を高める薬です。西洋薬のように症状や検査数値を薬でコントロールするのとは違う働き方で、病気の治療にあたります。

言い方を変えると、人が潜在的に持っている生命力や自然治癒力を押さえつけている要因（ストレスなど）を取り除き、潜在的な力をできるだけ多く発揮させようとするのが漢方です。

たとえば病気がなかなか治らない人に対しては、体内で眠っている免疫力を漢方薬で目覚めさせます。生理不順や不妊症で悩んでいる人に対しては、体内で仕事を休んでいるホルモン内分泌系の働きや婦人科系の機能を活発にしていきます。

これは「腎」に対しても同じことです。漢方には、硬く小さくなった「腎」を、大きく柔らかくする処方がたくさんあります。

わたしたち漢方の専門家が処方を決める際も、「力をぬく」ことで第六感が鋭くなれば、処方を決める力が格段に高まります。

たとえば、問診の結果、血行を改善させることで病気が治るとわかった患者さんがいたとします。こういう場合は、血行のいい体質づくりに向けて体質改善していく漢方薬を処方します。

漢方の場合、薬の力で一時的に血行をよくするのではなく、患者さんが自分の力で（薬や医療機器の力を借りなくても）血行のいい状態を保てるように持っていきます。漢方薬で、血行のいい体質をつくっていくのです。生理が来ない場合は、自力で生理が来るように持っていきます。ゴルフの潜在能力と同じように、その人が持つ生命力がうまく発揮できるように持っていくのです。

たとえば血行改善の薬効がある漢方処方や漢方生薬は、たくさんあります。深い知識と豊富な経験があれば、ある程度、その人に合った処方や生薬を絞り込むことができます。しかし、最終的な判断を下すには、知識と経験だけではじゅうぶんとはいえません。成功体験や生半可な知識（この症状にはこの処方がいい、などの表面的な知識）があると、なおさら判断を誤ります。

最後の最後は、勘、ひらめき、第六感が重要な鍵となります。

それは、日々、病気の改善に向けて正面から患者さんと取り組み、ひとりひとりの処方を決めるために懸命に考え、さらに人よりも多く勉強することで、少しずつ培われる第六感です。「熟慮」することによりひらめく「啓示」のようなものです。適当な思いつきとは、まったく異なります。

患者さんのために何ができるのかを必死で考えて考えて考えた末に、ふっと「力をぬく」。すると、ぱっと最良の処方がひらめきます。知識や実績も大事ですが、それ以上に「熟慮」して脱力することが重要です。

きのこの洋風雑炊　4人分

[材料]

エリンギ	1本		
冷やごはん	茶碗2〜3杯	干ししいたけ(戻す)	3〜4枚
鶏ガラスープ(または昆布出汁)	適宜	玉ねぎ(みじん切り)	大匙1
オリーブ油・塩・粉チーズ	適宜	にんにく(みじん切り)	小匙1

[作り方]

❶ エリンギ、しいたけは細かく刻む。
❷ 鍋にオリーブ油、玉ねぎ、にんにくを入れて炒める。
❸ 香りがたったらエリンギとしいたけを加え、よく炒める。
❹ ごはんと鶏ガラスープ、干ししいたけの戻し汁を加え、全体がかぶるほどに水を足し、弱火で煮る。
❺ スープを含んでごはんが柔らかくなったら塩加減し、火を止め蓋をして蒸らす。
❻ 器に盛り、好みで粉チーズをかける。

豚しゃぶうどん　2人分

[材料]

ゆでうどん	2玉	大和芋	100g
豚しゃぶ肉	150g	オクラ	6本
めんつゆ・酒	適宜		

[作り方]

❶ 鍋に水2カップぐらいと酒少々を入れて火にかけ、沸騰したら豚しゃぶ肉を少しずつ火を通して取り出す。
❷ 大和芋はすりおろしてとろろにする。
❸ オクラはさっとゆでて食べやすい大きさに切る。
❹ そうめんのつゆぐらいの濃さのめんつゆを用意する。水の代わりに❶の豚のゆで汁(アクを除く)を使うとよい。
❺ うどんは沸騰した湯でさっとゆで、水洗いする。
❻ どんぶりに❺のうどんを入れて❹のつゆをほどよくかけ、❶の豚肉、❷のとろろ、❸のオクラを盛りつける。

※［材料］の下線の食材は薬膳効果がとくに高いもの。

夜――心も落ち着く癒しの時間

小さいころ、両親が見ていたテレビドラマを横で一緒に見ていたとき、ドラマのなかで水死体が発見されました。主人公の女性が薄暗い川辺を探し歩いていると、草むらの茂みに隠れるように、男の人の死体がうつぶせになって川に浮かんでいました。月並みな場面展開でしたが、まだ子どもだったこともあり、ちょっと怖い思いをしました。

しかしその水死体の役者さんが大根役者だったのでしょうか、見るからにからだに力が入っており、生きている人間が息を止めて我慢してうつぶせになって浮いているようにしか見えず、子ども心に「この人、演技へたやなあ」と思ったことを覚えています。

大人になって、ロンドンのテート・ギャラリーに行ったときのことです。ジョン・エヴァレット・ミレイの「オフィーリア」を観た瞬間、一瞬にしてぞくぞくするよう

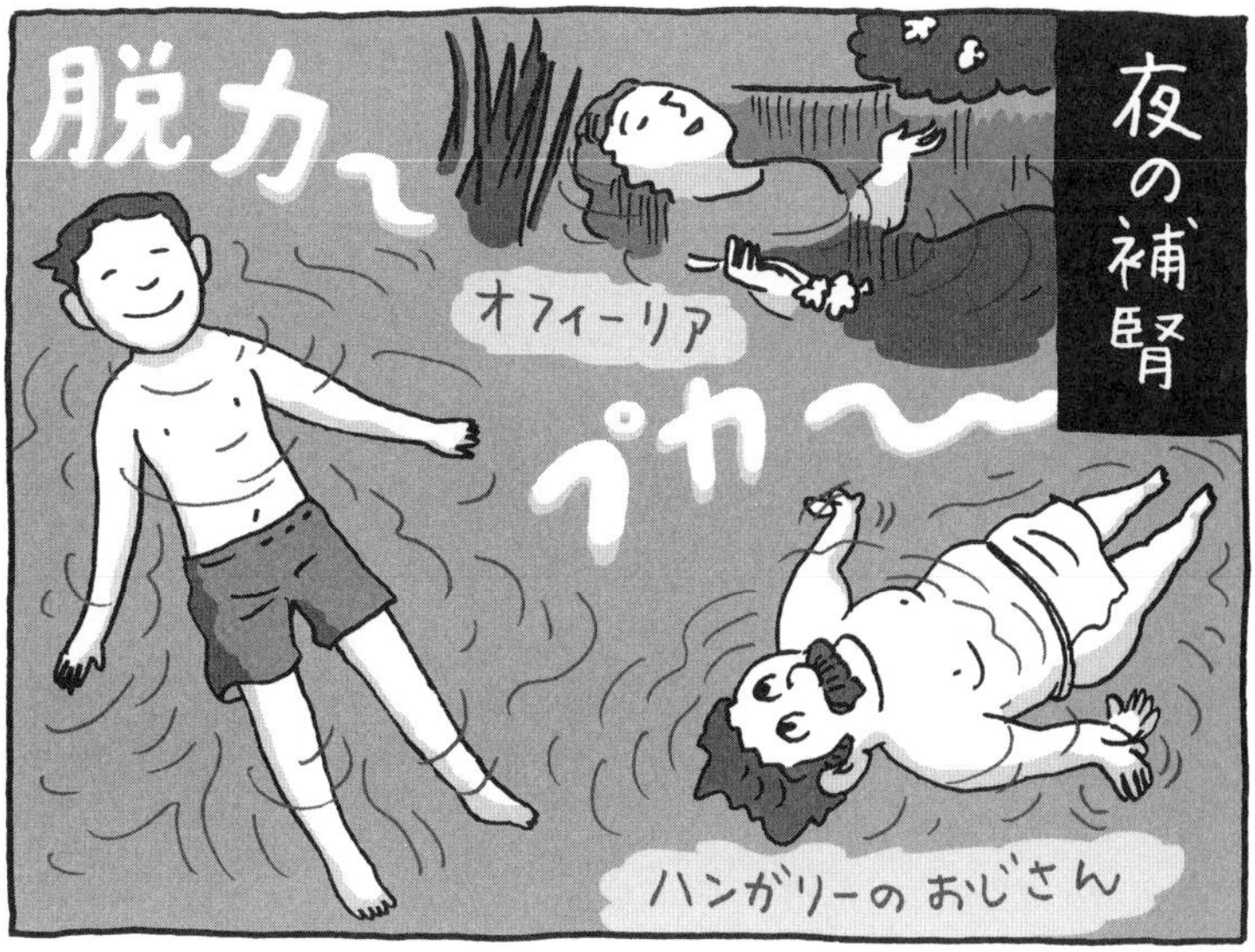
夜の補腎
脱力〜
オフィーリア
プカ〜〜
ハンガリーのおじさん

な感動が全身の皮膚をおおいました。シェイクスピアの「ハムレット」の悲劇のヒロイン・オフィーリアが正気を失い、小川に落ちて浮いている場面の絵です。オフィーリアは全身を完全に脱力し、仰向けになったまま、歌を口ずさみながら、ゆったりと流されています。言葉を失うほどの感動でした。

わたしは、これだ、と思いました。目の前に描かれたオフィーリアこそ、手も、顔面も、力がぬけた状態でした。一方で、なぜか、それまで一度も思い出したことのない、小さいころに見たテレビドラマの水死体の場面を思

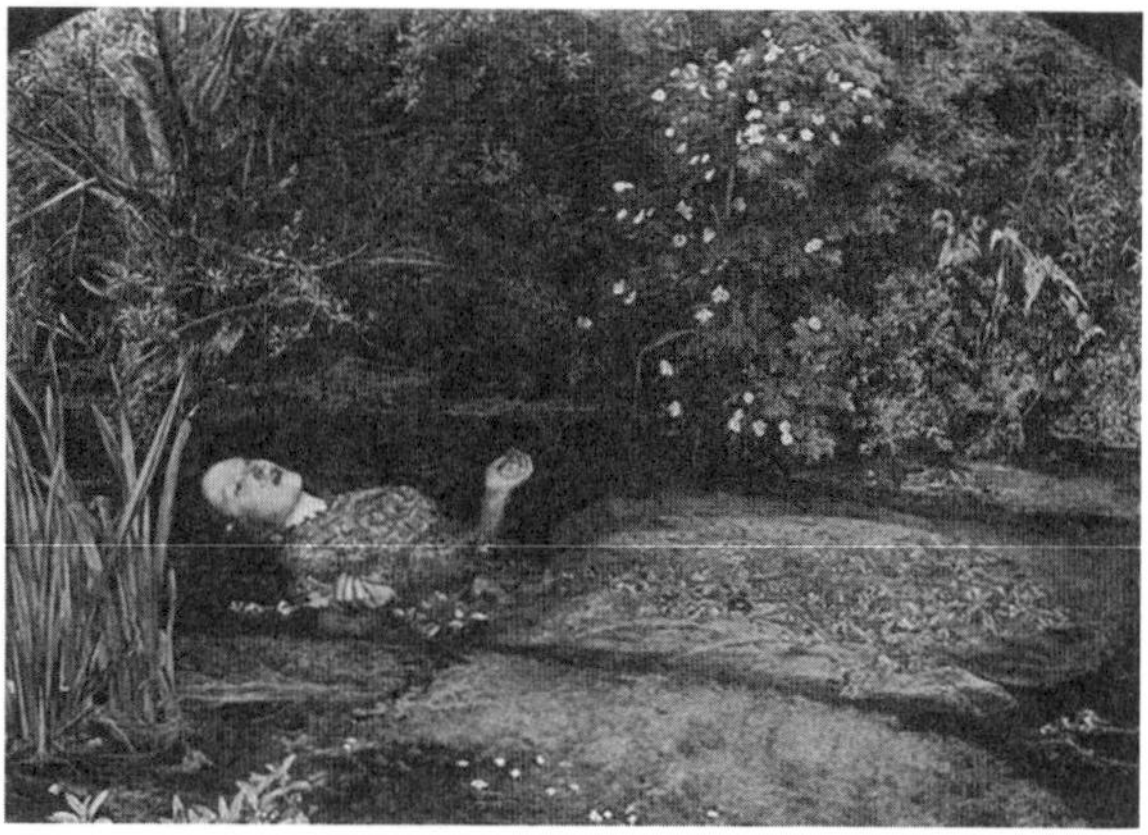

オフィーリア

い出しました。ミレイの表現力に感銘すると同時に、やっぱりあの役者さん、「演技へたやったなあ」と思いました。

学生時代に、バックパッカーの旅でハンガリーに行ったことがあります。ハンガリーの首都ブダペストには、たしかオスマントルコが支配していた時代に、温泉好きのトルコ人たちが建てたという温泉施設がいくつか残っています。

そのうちのひとつ、十六世紀に建てられたという温泉に行ってみました。ところが温泉前のバス停で降りたところ、あたりには公園が広がっており、公園の向こうに美術館のような建物があり、そのあたりは市民の憩いの場という雰囲気でした。温泉らしきものは見当たりません。道ゆく人に聞いてみました。すると、にこやかな顔をして、温泉の方向を指差してくれました。
驚きました。公園の芝生の向こうにある美術館のような建物が、温泉だったのです。神宮外苑にある絵画館にも似た、石造りの巨大な建築でした。日本の温泉の概念を覆《くつがえ》す出来事でした。

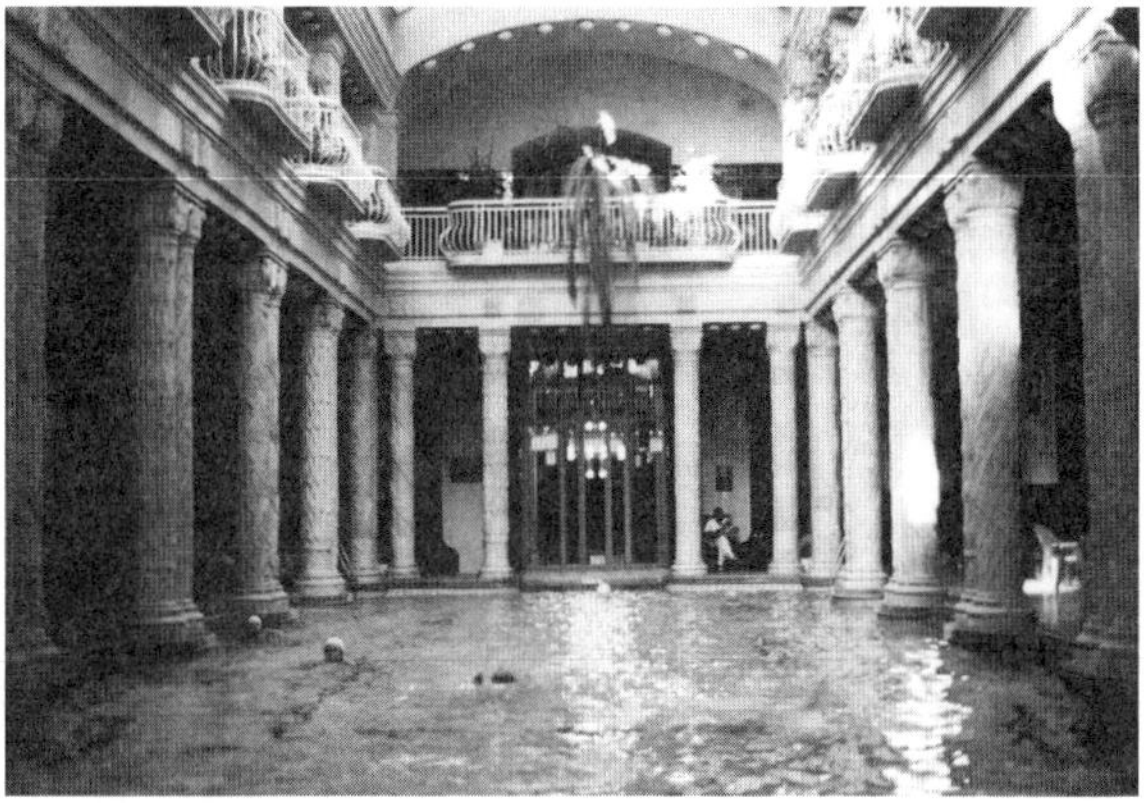
ハンガリーの温泉

まだまだ半信半疑のまま建物に入ると、温泉特有のにおいが鼻をつき、外よりも湿気の多い空気がからだをおおいました。ほんとうに温泉のようです。入場料を払うと、白い褌《ふんどし》のようなものを渡されました。それを身につけて館内に入りました。なかは広く、温度や水質、効能が違う温泉が数十個もありました。

ハンガリーの公用語はハンガリー語で、それ以外にドイツ語を話せる人が少しいましたが、英語をしゃべれる人はほとんどいませんでした。東ヨーロッパではだいたいそうですが、街では、英語を話せる人が、仲間を代表して外国人に近寄ってきて、話しかけてきます。

温泉につかっていると、ハンガリー人たちがわたしを遠巻きに珍しそうに見ていました。しばらくすると、案の定、ひとりの男が近づいてきました。

驚いたのは、その近づき方です。その男、なんと温泉に浮かんでいるのです。白い褌を腰に巻いて、両手両足を大の字に広げ、力をぬいて水面に浮いています。そして手先と足先を少しだけ動かして、こちらに近づいてきたのです。そしてわたしの前で浮かんだまま静止して言いました。

「ホエアー・アー・ユー・フロム?」

やっぱり、英語をしゃべれる人が代表して話しかけてきたようです。わたしは「フロム・ジャパン」と答えました。するとその男は水面に浮いたまま方向転換し、仲間のほうへ戻っていきました。そして、きっと、「あいつは日本から来たそうだ」とでも話したのでしょう、仲間たちが「おー」と感心したような声を上げました。

そのあと、またその男が同じように浮いたまま近づいてきて、「ハウ・オールド・アー・ユー?」とか、いろいろな質問をしてきました。ひとつ答えるごとに水面に浮いたまま仲間のほうに戻り、仲間たちから「おー」という声が上がりました。

楽しい体験でした。

わたしも力をぬいて水面に浮いてみたくなり、日本に帰ってから、さっそくプールで試してみました。最初は脚だけ沈んだり、左右のバランスがとれなくて、ばたついたり、たいへんでした。それでもいつの間にかできるようになりました。

始めのうちは、浮いている途中に、ちょっと余計な力がからだに入り、バランスを崩してしまうこともありました。しかし次第に慣れ、ずっと浮いていられるようになりました。水のなかは、からだの「力をぬく」訓練にいいな、と思いました。

水中で力をぬく訓練が簡単にできる場所は、お風呂です。

お風呂のなかでは、意識して「力をぬく」ことができます。「力をぬく」とはどういうことか、からだで実感することができます。

◉脱力入浴法

湯船につかったら、ゆったりとした呼吸、できれば腹式呼吸をし、気持ちを落ち着かせます。呼吸が落ち着いてきたら、からだの力をぬいていきます。

まず、顔です。おでこ、眉間の力はぬけていますか。ほっぺたは緊張していませんか。歯をくいしばってはいませんか。力がぬけないなら、「変顔体操」をしてください。

顔面の脱力ができたら、次は体幹です。まず肩を下げて、肩の力をぬきます。力がぬけているかどうかわからない人は、肩を上げたり下げたりしてみてください。肩を下げたときに力がぬけるのがわかると思います。首の力もぬきます。首の力がぬけたかどうかわからない場合は、首をゆっくり左右や上下に動かしてみてください。

腰回りの力もぬきます。湯船のなかでも背中が硬く反《そ》ったままになっていませんか。

脚の力もぬきましょう。脚をつっぱってはいませんか。湯船のなかでは、脚をつっぱる必要はありません。

そして、最後に腕です。腕の力も、だらりとぬきましょう。

これで、全身の力がぬけました。ゆったりとした呼吸を続けます。

おもしろいのは、ここからです。

力がぬけている両腕に、自分の意識を持っていきます。そして、腕が軽くなった、腕が軽くなった、と思います。すると不思議なことに、湯船のなかで、腕がゆっくりと浮いてきます。

今度は逆に、腕が重くなった、腕が重くなった、と思います。すると、ほんとうに腕が重くなったかのように、湯船のなかで腕が沈んでいきます。

いわば、脱力状態のコントロールです。

これを何度か繰り返し、自分の気持ちがいいところで呼吸に意識を戻し、しばし心身の力がぬけた状態を満喫して「力をぬく」訓練を終えます。訓練というほどのことではありませんが、これが「脱力入浴法」です。力をぬく感覚や、コツ、習慣が身につくと思います。これができるようになると、「腎」＝「いのち袋」が柔らかくなり、生命力が豊かに体内を流れるようになり、若々しさや健康を保てるようになります。

なお、水には浮力のほかに水圧や抵抗があり、これもいい刺激になります。水やお湯のなかにからだがつかっているだけで、からだはいつもと違う皮膚感覚を感じて喜ぶことでしょう。

ストレスや、憂うつな気持ち、つらい思いも、からだを水中で脱力することにより、浄化されていきます。こういう刺激により、「腎」＝「いのち袋」の出口の柔軟性が高まり、体内はますます生命力に満たされていくことでしょう。

◉変顔体操からだ編

入眠前は、からだ全体で「変顔体操」と似た体操をします。「変顔体操からだ編」です。

まず、仰向けに寝ます。

足首

仰向けに寝たら、両方の足首を思いっきり伸ばしたり曲げたりします。ゆっくりで結構です。ぎゅーっ、ぎゅーっと伸ばしたり曲げたりを八回、繰り返しましょう。

伸ばした状態、曲げた状態で数秒間ずつ、じっとキープするのも効果的です。これをするだけでも、けっこう足首あたりがジーンとして、余分な力がぬけ、血行がよくなり、温まってくるのを感じます。

骨盤

次は、骨盤です。仰向けに寝たまま、骨盤をゆっくり前傾したり後傾したり、これも八回です。次に右側を前方に出したり左側を前方に出したりという、背骨を軸にした「ねじり」回転を、八回します。最後に、骨盤を正面から見たときに、右上がりの斜めになるようにしたり、左上がりの斜めになるようにしたりという「ひねり」回転をします。これも八回です。以上、骨盤の体操は三種類です。

次は、上半身です。以下、全部八回ずつです。

手の指

まず両手の指をグッパ、グッパ、と思いっきり閉じたり開いたりします。

肩と肩甲骨

次は、肩です。まず肩をゆっくり、思いっきり上げたり下げたりします。ほかの動作もそうですが、上げたところ、下げたところなどで、数秒間キープすると効果的です。そして今度は、肩甲骨を、これも思いっきり寄せたり、広げて離したりします。

ここまでやると、からだ全体が、心地よく、温かくなっていると思います。腰や肩は、ぽきぽきと音を立てたかもしれません。しかしこれで筋肉の余分な力がぬけて、からだ全体がリラックスできたことと思います。

ポイントは、腰と肩、つまり骨盤と肩甲骨にあります。このふたつの部分の「力をぬく」ことが、「変顔体操からだ編」の要《かなめ》です。

骨盤には、からだを支える筋肉が、たくさんくっついています。骨盤についている筋肉は、両足や背中の骨へと四方八方に広がり、それらが伸びたり縮んだりすることにより、わたしたちは、からだを動かしたり、姿勢を維持したりすることができています。骨盤に付着する筋肉は、一日中、働きっぱなしなのです。

それらの重要な筋肉を、寝る前の「変顔体操からだ編」でほぐしておくことで、筋肉の疲れが取れ、また腰痛の緩和や予防にもなります。

肩甲骨の体操をして、肩から胸にかけての力がぬければ、浅かった呼吸が深くなります。精神的にも胸がすっきりし、まさに胸がすくような、さわやかな気持ちにさえなります。明るい、前向きな気持ちで眠りに入ることができます。

最後に、朝と同じような「変顔体操」をして、顔の力もぬいておきましょう。可能ならば、最後の最後に口角を軽く上げておいてください。頬に力が入らないように、軽くで結構です。

これで、完全にからだの余分な力がぬけた状態になりました。

からだも温まったことですし、ゆっくりお休みくださいますように。口角が軽く上がっていれば、いい夢を見ることでしょう。

鯛のナッツ和え

[材 料]

鯛(刺身用)	150g
和え衣の材料	
カシューナッツ、くるみ	合わせて1/2カップ
ねぎ(みじん切り)	大匙2
すりごま(黒)	大匙1
ごま油	大匙3
塩	小匙1/2

[作り方]

❶ 鯛はそぎ切りにする。
❷ カシューナッツとくるみをスピードカッターで、粉に粒が残るくらいまで粉砕する(または包丁で細かくたたく)。
❸ 和え衣の材料をよく混ぜ、❶の鯛を和える。

＊ ごまは、補腎の効能は黒の方が上回りますが、きれいに仕上げたい場合は白ごまで。

ラムライス 3－4人分

[材 料]

ラム肉(肩ロースなど、できれば少し厚みがあるもの)	200g
ごぼう(5ミリ角切り)	1/2本
ねぎ(みじん切り)	1本
ごはん	茶碗3杯
塩、こしょう、ごま油	適宜

[作り方]

❶ ラム肉は1.5センチ角に切り、しっかりめに塩・こしょうする。
❷ フライパンにごま油を温め、❶のラムを炒め、全体に火が通ったら一旦取り出しておく。
❸ ❷のフライパンにごぼう、ねぎの順に入れてよく炒め、塩小さじ1/2杯を加える。
❹ ❸にごはんを加え、炒めながらまんべんなく混ぜ合わせる。
❺ 器に❹をよそい、❷のラム肉を盛りつける。

※［材 料］の下線の食材は薬膳効果がとくに高いもの。

第4章

幸井《こうい》流補腎術——休日編

「補腎」を軸に、平日の朝、昼、夜の過ごし方を紹介してきましたが、それ以外に、わたしたちの人生には忘れてはならない時間があります。それは休日です。

休日には、一週間を健やかに過ごすための「生命力」をじゅうぶんにチャージしておきたいものです。せっかくの休日ですので、ふだんなかなか意識することのない五感を使って活性化し、心やからだにいい刺激を与えておくのがポイントです。

さまざまな刺激を浴びることは、「左右対称ごっこ」同様、心身の活性化、そして潜在能力の開発に有効です。いい刺激を浴びることにより、「腎」が柔らかく大きく豊かになり、「腎」の出口が柔軟になります。

たとえばウィークディはストレスが溜まるようなことばかりでいらいらしていたとしても、休日に山に行ったり、友人とおしゃべりをしたり、劇場に行ったり、街に出かけてぶらぶらしたりしているうちに、元気になった、新しいアイデアが浮かんできた、そのような経験は、みなさんにもあることでしょう。このように、ちょっとした刺激でも心身が活性化され、潜在能力が開発されます。

なお、外に出かけたり、強い刺激を求めたりするばかりが五感の活性化ではありません。あまりに疲れているときに無理して外出しても、ますます疲れるばかりで、心やからだにとって、いい刺激にはなりません。

何もしないことも大事です。

ふだん忙しく動き回っている人にとっては、休日にこそ何もせず、力をぬいて過ごすことで、押さえつけられていた五感が動き出すこともあるでしょう。

人によって、あるいは平日の過ごし方によって、休日に何をすれば心身が喜ぶかは違います。大事なのは、自分の心やからだが何をしたがっているのかを知ることです。五感を刺激したり休ませたりして、休日に五感を磨きましょう。

五感を磨く

休日に五感を磨く具体的な行動に、旅や散歩があります。

旅の醍醐味は、ふだん会うことのない人と出会い、ふだんなかなか接することのない自然や街並みで時間を過ごすことなどを通して、さまざまな予期せぬ刺激を全身に受けることができることです。

わざわざ海外に行かなくても、列車や車、飛行機で数時間移動すれば、いつも生活している空間とはまったく違う時間が流れる非日常の世界に身を置くことができます。知らない街で時間を過ごすのもいいですし、登山や山歩きなどのアクティブな活動も、すばらしい時間の過ごし方だと思います。

テレビを見ていても、いろんなところの景色を見ることができるじゃないか、と言う人もいるかもしれませんが、それは違います。テレビで見る風景や街並みは、番組制作を担当したプロデューサーやカメラマンが見たものです。テレビの視聴者は、それを一方的に与えられているだけです。他人の視点でものを見ているだけであり、たいした刺激にはなりません。それを理解したうえでテレビを見れば、それはそれで何かの参考や刺激になることもあるかもしれませんが、他人の価値観を押しつけられる一面もあるわけです。そうではなく、自分で見て、聞いて、感じることが大事です。

たとえば、見知らぬ街を歩いていると、住み慣れた自分の街では見たことのない構造の家や設備を見かけることがあります。そんなとき、この地方では、どうして家がこんな形をしているのか、とか、ここの人たちは、どうしてこんなものを作ったのか、とか、あれこれ想像せざるを得ないでしょう。そんな小さな「気づき」をきっかけにして、いろいろと考えているだけで、どんどん思考が柔軟になっていきます。

これまで当たり前だと思っていた日常の生活環境が、じつはまったく当たり前ではなく、世のなかにはほかにもさまざまな環境や考え方があるということに気づかされます。これまで常識と思い込んでいたことが、じつはそうではなかったと気づく瞬間です。

旅に出るたびに、自分のからだや心や脳の限界が、少しずつ広がっていくのは、ぞくぞくするほど楽しいことです。

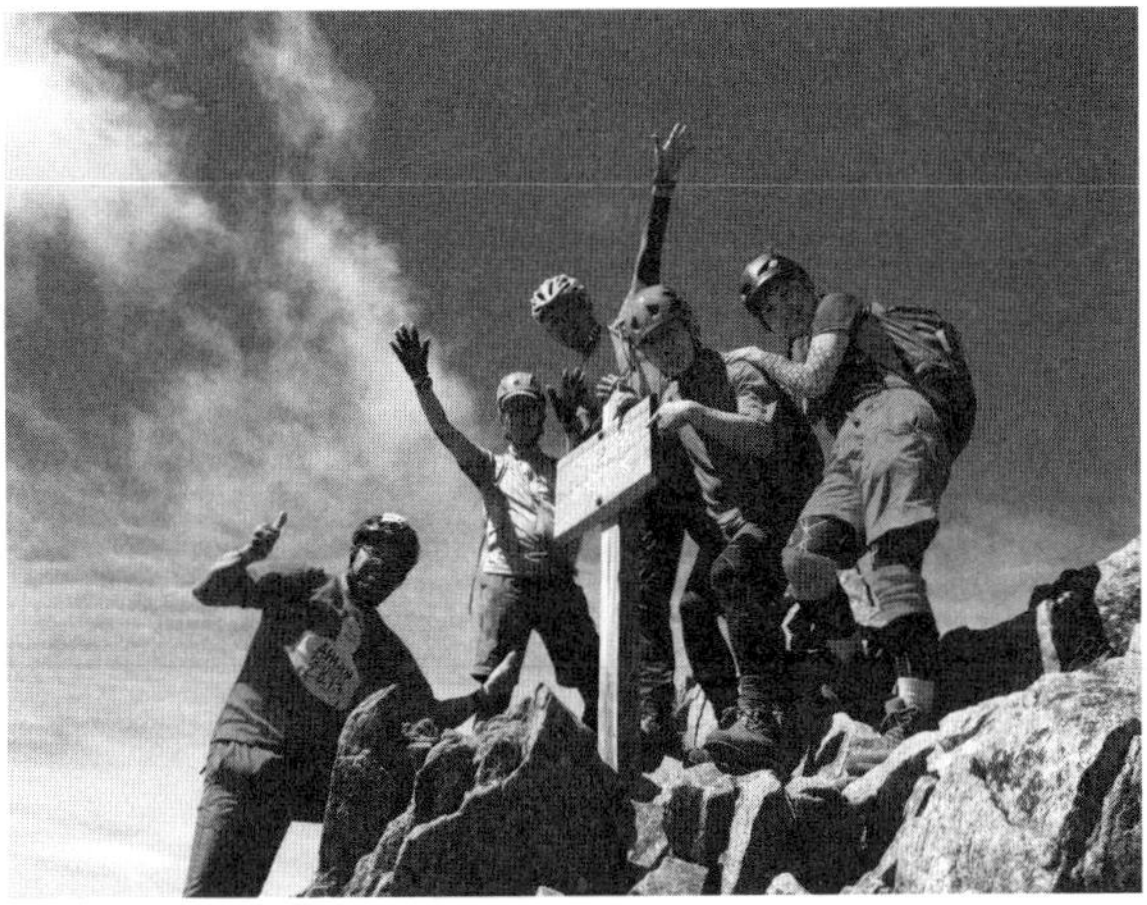

愉快な登山仲間と58歳で穂高連峰を踏破

旅が好きだけれど、時間がないときは、ご夫婦で都内をうろうろ歩く、という患者さんがいらっしゃいました。とても素敵なことです。

わざわざ旅をしなくても、おもしろい発見や出会いは、身近なところにもたくさんあるものです。ふだんは通勤電車に揺られて通り過ぎているだけの街でも、歩いてみれば、そこには人々の生活があります。一所懸命に生きる人たちがつくる風景や音やにおいがあります。そういうものを感じながら散歩ができれば、楽しく、充実した時間になることでしょう。

旅や散歩は、心のストレッチの時間といえるかもしれません。

散歩には、それ以外にもいいことがあります。

年をとると、筋肉量が減ってきます。とくに減りやすいのは、太もも、お尻、腹筋、背筋という、「足腰」の筋肉です。足腰は「腎」に含まれますので、「腎」＝「いのち袋」の衰えと関係してきます。

このことは、西洋医学的にも裏付けられています。ふつうに暮らしているだけでは、三十歳から八十歳までのあいだに、足腰の筋肉量や筋力は、約半分に減ってしまうそうです。腕などの上半身の筋肉はそれほど減らないそうですが、足腰の筋肉は衰えやすいようです。

足腰の筋力が弱まると、歩いたりバランスをとったりする能力が落ちてしまいます。そのままでは、年をとってから、自分で好きなように動き回れなくなります。

ふだんから足腰をよく使うように心がけたいものです。


そこで、散歩です。

スポーツジムでのトレーニングや山登りと比べれば、運動量は少ないかもしれません。しかし、ふだんはデスクワークで朝から座りっぱなしで、通勤などの移動には電車や車を使うのが当たり前、という日々を積み重ね、一日に一万歩も歩かない毎日を繰り返していては、足腰の筋肉は弱まるばかりです。

姿勢を正して、ちょっと広めの歩幅で散歩をすれば、テレビの前でごろごろしているのと比べて、はるかに下半身の運動になります。

元気で手のかからないおじいちゃん、おばあちゃんになるために、休日の散歩で丈夫な足腰をつくっておきましょう。

視覚――美に触れて心と目を洗う

◉星空を眺める

星空を眺めると、心が落ち着きます。それはきっと、そこにわたしたちの遠い祖先とつながる何かがあるからだと思います。

宇宙ができたのがおよそ百五十億年前で、人類の誕生が約五百万年前といわれています。宇宙の誕生を二十四時間前と換算すると、人類の誕生は、わずか二十九秒前ということになります。岩石ばかりの宇宙に生物が誕生し、そして人類が生まれたのは、宇宙の歴史のなかではついさっきのことなのです。

わたしたちは岩石ばかりの宇宙のなかの地球で発生した生き物です。つまり、わたしたちのからだは地球という星のかけらでできている、と考えることもできます。これが、星を見ると心が落ち着く理由のように思えます。

自分だけでなく、まわりの友人や家族、職場の仲間、ご近所の方々もみな星のかけらでできていると思うと、その出会いは必然的なものだったような気持ちになってきます。そうすると、自分のことばかり考えず、まわりの人との「縁《えん》」に感謝したい気持ちが芽生え、ふくらみます。

人間だけでなく、草木や動物、虫たちもまた、星のかけらでできているのでしょう。豊かな自然に身をおいたときに感じる安堵感は、きっとそのせいだと思います。

そういうことに喜びを感じられる心を持ち続けたいと思います。

いまではインターネットで簡単にその日の星空や天体の様子を調べることができます。それらの情報をもとに夜空を眺め、星の世界の豊かさと奥深さを体感してほしいと思います。

星空を眺めることを、国立天文台副台長の渡部潤一さんが日経新聞のコラムで「星空浴」と称しておられました。そして「氾濫する情報に押し流され、強迫観念にとりつかれたように走らされているわれわれ現代人には、もっとゆったりした時空感覚に身をゆだねることも、ときには必要かもしれない」と書いておられました。

行き詰まったとき、悲しいとき、心が疲れているときなども、そっと星を眺めてみてはいかがでしょうか。

◉古典芸能に親しむ

日本の古典芸能には、わたしたちの心を揺さぶる美しさや魂がぎっしり詰め込まれています。能、文楽、歌舞伎などの古典芸能に触れることは、視覚だけでなく五感を目覚めさせる絶好の機会です。

たとえば能舞台。シンプルな檜舞台には大きな屋根があり、奥の鏡板《かがみいた》には老松《おいまつ》が描かれています。演じられる曲にかかわらず、この舞台が変わることはありません。上演中はその右側にコーラスに相当する地謡《じうたい》が並び、老松を背に楽器を奏でるお囃子方《はやしかた》が鎮座します。舞台が始まれば能楽師が装束を身に着けて能を舞います。能管《のうかん》の高い旋律が宙を舞い、小鼓のやさしい音色が舞台を引き締め、大鼓の鋭利な音が緊張感を高め、太鼓のリズムが舞台を盛り上げます。次第に木製の能面がさまざまな表情をあらわし、豊かな感情が醸し出されます。日常生活では触れることのできない幽玄の美の誕生です。

能の魅力にとりつかれたわたしの謡《うたい》の稽古歴も、かれこれ二十年になります。

能と同じく古典芸能のひとつである文楽にも、くめども尽きぬ魅力があります。

文楽は大阪発祥の伝統芸能です。太夫が語る義太夫の声と三味線の音色に合わせ、文楽人形という精緻に作られた人形を人形遣いが操る人形浄瑠璃のことを指します。

文楽の舞台を最初に観たときは、太夫、三味線、人形遣いの三業《さんぎょう》が一体化して織りなす人間ドラマの展開に、思わず心をわしづかみにされてしまいました。人形遣いが操る人形は、どんな生身の人間よりも人間らしく思えました。老若男女の何人もの人間の情をひとりで語り分ける太夫の語りには、どんどん引き込まれていきました。人間の感情や情景を細やかな音色の展開で表現し尽くす三味線は心の琴線に触れ、からだ全体で文楽を楽しむことができました。

それ以来、時間の許すかぎり、文楽公演にも足を運ぶようにしています。

伝統芸能というと敷居が高く感じるかもしれませんが、まずは体験してみることをお勧めします。

とにかく一度も足を運んだことがないという人には、歌舞伎や狂言、落語などがいいでしょう。舞台で使われる言葉がいまの日本語に近いからです。そのおかげで、とくに予備知識なく本番を観ても、およその話の筋がわかります。落語や狂言なら、奥深いものもたくさんありますが、肩の力をぬいて楽しむこともできます。

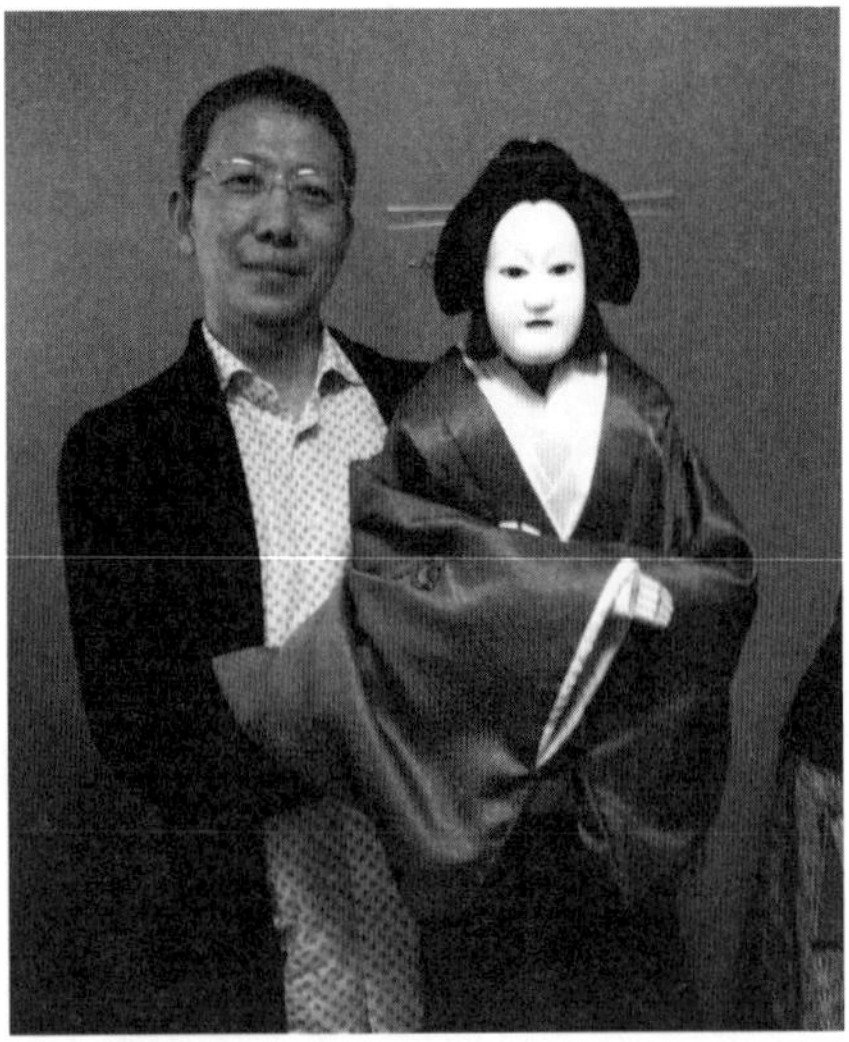

文楽人形は、けっこう重い！

一方、能や文楽では、それぞれの曲がつくられた古い時代の日本語が、そのまま使われています。文楽の太夫が語るのは、江戸時代ころの関西弁とのことです。旋律や節回しも独特です。その点、ややわかりづらいかもしれません。

わたしは謡を習っていますので、台本にあたる謡本《うたいぼん》を持っています。能舞台を鑑賞するときにはこの謡本を持参すれば、舞台の能楽師が何を謡い、語っているのかがよくわかります。能楽堂内の書店で購入することもできます。文楽の場合は、劇場に行ってプログラムを買うと、太夫が語るときに用いる床本《ゆかほん》がついてきます。

登場人物や筋書きについて予習しておくことも、舞台を楽しむ秘訣のひとつです。あらかじめ話がわかっていれば、それだけ舞台に集中できるものです。少し早めに劇場に行き、プログラムや謡本を買って目を通しておくといいでしょう。謡本などは、大きな書店や専門店、ネットの書店でも手に入れることができます。

何はともあれ、ぜひ一度、劇場や能楽堂に足を運んでみてください。そこには、それまで知らなかった、それはそれは楽しく心動かされる世界が広がっています。

◉美術館で目を喜ばせる

朝起きてから夜眠るまでのほぼ一日中、目はつねに何かを見ています。目は四六時ちゅう働いていると言っても過言ではありません。これは目に限ったことではなく、胃も心臓も肺も肝臓もほぼ休みなく働き続けているわけですが、最近はパソコンを見続ける時間が長く続き、スマホ（スマートフォン）の小さい画面で細かい字を読むことも多く、その結果、目の筋肉は緊張しっぱなしとなり、目はこれまで以上に重労働を課せられていることと思います。

休日には、美しいもの、心地よいものを見て、目にいい刺激を与え、目をリラックスさせましょう。


お勧めしたいのは、美術館や博物館の常設展や、街の画廊です。

もちろん、「大ルーヴル展」のような大きな催し、いわゆる特別展もいいものです。ふだんは観ることのできない芸術作品が一堂に会している様は壮観です。しかし人気の特別展は人出が多く、チケットを買ってから長時間行列に並んでようやく館内に入ったものの、館内は人であふれ、作品は人々の頭の向こうに見え隠れする有様で、ゆっくりと絵画や彫刻を楽しむことはままならず、人を見ているのか作品を見ているのかわからない人ごみを縫い、くたくたになって出口にたどり着くようでは、かえって目や「腎」を疲れさせる事態にもなりかねません。

そこで、常設展や街の画廊です。会場が空いているのが最大のメリットです。大きな有名な美術館でも、常設展だけのチケットなら特別展と比べて安く、しかも入場人数が少なくて快適です。街の画廊や個人美術館も、大規模に宣伝されている特別展より空いていますから、自分のペースでゆっくり鑑賞できます。

わたしが住んでいる東京でいいますと、たとえば東京国立博物館の常設展や法隆寺宝物館は、いかがでしょうか。上野公園の奥まったところにあり、静かで落ち着いた空間です。法隆寺宝物館には、法隆寺から皇室へ献納された宝物が三百点ほど保管、展示されています。七世紀ころからの古仏や美術品の数々が静かに出迎えてくれます。展示方法や照明も美術鑑賞に向いており、楽しく日本古来の美に浸ることができます。

街の美術館なら、出光美術館やアーティゾン（旧ブリヂストン）美術館も素敵です。どちらも東京駅界隈にありますから、散策がてらはしごするのもいいかもしれません。東京駅舎など、古き良き東京の雰囲気を残す建築も一緒に楽しみながら、かつての財閥が贅を尽くして集めた美術品を愛でるのもよいでしょう。出光美術館からは、皇居の木々の緑と広い空の展望も、心を落ち着かせてくれます。

◉仏像、建築、庭園で目と心を洗う

旅の途中で、古い仏像や、寺社の建築、日本庭園などを眺めるのも、目や心にとって最高級の栄養となります。そのためだけに旅をする余裕があれば、それはすばらしく贅沢な時間になることでしょう。

高校時代を過ごした奈良は、古く風格のある仏像や仏教建築の宝庫でした。高校から十数分も歩けば、興福寺や東大寺、秋篠寺をはじめ、数々の古寺があります。いずれもその建築自体が国宝である場合も多く、また境内や伽藍には国宝の文化財がひしめくように保管されています。

図書館で勉強するのが苦手だったわたしは、放課後は図書館ではなく、寺の境内で勉強するようになりました。休日は観光客でごった返すほどの名所でも、平日は静かなものです。国宝の東大寺法華堂の梵天の前の畳の上や、やはり国宝の戒壇院の四天王像の脇の板張りの床の上でよく教科書や参考書を広げて勉強したものです。お寺の方々も、とくに何も言わず、にこにことして、けったいな（ちょっと風変わりな）高校生をほっといてくれました。休日に目を刺激するテーマから話がずいぶんそれましたが、そこには賑やかな街角にはない、厳かで優しい空気が流れていました。

そういう環境が当たり前、という状況で青年時代を過ごしたことは、たいへん幸せなことでした。奈良を離れて東京に来て一番寂しかったのは、そういう目や心が洗われる古い仏像や建築が周囲にないことでした。それ以来、奈良に帰る機会には、時間を惜しんで寺社を巡り歩くようにしています。今すぐにでも再訪したい寺社は、京都の社寺も含め、新薬師寺、春日大社、唐招提寺、薬師寺、法隆寺、當麻寺、聖林寺、談山神社、浄瑠璃寺、広隆寺、三十三間堂など、挙げればきりがありません。

奈良の仏像や仏教建築と同じように目と心を洗ってくれるものの代表は、京都の庭園です。庭をのんびりと眺めているだけで、気持ちが落ち着き、からだの余分な力がぬけていき、気の巡りがよくなります。

代表的なのは、龍安寺の石庭です。多くの人が修学旅行で訪れたことのあるこの寺の庭は、思いのほか狭く、白い砂利に十五の石が配され、あとは苔が少し生えているだけのシンプルなものです。それなのに、いくら観ても飽きることがなく、また訪れたいという気持ちにさせる、遠大な宇宙が表現されているようです。

ほかにも、夢窓疎石がつくった天龍寺、西芳寺（苔寺）、等持院の庭や、重森三玲の大徳寺瑞峯院、東福寺の庭など、京都には目と心を感動させる庭がたくさんあります。何処《いずく》も静かで、さわやかな風が心をリラックスさせてくれます。もし高校時代を京都で過ごしていたら、庭を眺めながら勉強していたと思います。

仏像も庭も建築も、大事なのは、ぼけーっと眺めることです。歴史的背景や鑑賞のポイントを勉強して仏像などを観るのも興味深く楽しいものですが、ときには難しい話はさておいて、心を空っぽにして庭園などを眺めましょう。教科書的な解釈のとおりに理解するのではなく、自分なりに仏像の迫力や優しさ、ときには愛嬌を感じ、建築や庭園の小宇宙のような広がりを味わうことができれば、目も心もきれいに洗われることでしょう。

聴覚――耳が喜ぶ「なまの音」

◉能楽・文楽・コンサートで非日常の「音」を楽しむ

休日にしかできない「耳」の喜ばせ方としては、視覚の項でも紹介した能楽や文楽などの古典芸能の鑑賞が、まず挙げられます。

古典芸能に限らず、舞台芸術に音楽は不可欠です。能楽の謡やお囃子、文楽の義太夫や三味線などです。お能の場合ですと、能管《のうかん》の奏でる力強い旋律、小鼓の味わい深い音色、大鼓の鋭い一撃、太鼓の柔らかで奥行きのあるリズムなどは、能舞台で繰り広げられる能楽師の舞にまったく引けを取らないほどの大きな世界をつくりあげています。

もちろん、クラシックのコンサートやジャズのライブなども、心身が感動でしびれる幸せな時間です。ずんずんとお腹に響くような音は、耳だけでなくからだ全体で音を聴いている感覚です。

これらに共通するのは「ライブ」の音ということです。実際に能楽師や太夫が発する声や、能管、小鼓、大鼓、太鼓、三味線が奏でる演奏をダイレクトに耳で聴く音楽は、テレビやパソコン、イヤホンで聞く音楽とはまったく別物です。「ライブ」の音には、演奏者の魂が深く込められたまま、客席に座る人の耳と心に届けられます。

会社通いのウィークディにはなかなか聴くことのできない美しい音楽、魂のこもった音を休日に堪能することで、大いに耳を刺激して、耳と心を喜ばせましょう。

とは言うものの、「ライブ」には簡単に、すぐに行けるものではありません。それでも、自宅でふとライブの臨場感のある音を聴きたくなることもあるでしょう。そんなとき、ライブにかなり近い音を出してくれるものがあります。それは「蓄音機」です。

◉蓄音機で「なまの音」に触れる

蓄音機は一九二〇〜三〇年代を中心に製造されたレコードプレーヤーで、当時主流だったSP盤レコードに録音された音楽を再生します。一般に電気は使わず、手でぐるぐるとぜんまいを巻き、ターンテーブルを回転させ、針をそっとレコードに落とすと、スピーカーから音楽が流れてきます。

蓄音機で再生されるSP盤の音楽の特徴は、それが「なまの音」だということです。楽器の演奏や歌手の歌声、義太夫の声などが、録音したときの音のまま、スピーカーから流れてくるのです。目を閉じれば、その場で演奏者が実際に演奏しているかのような錯覚さえ感じます。彼らの息づかいまでも聞こえてきそうな、それほどまでにリアルで新鮮な音です。

当時は、いまのCDのように音を電気信号に変換する技術がまだ存在しなかったおかげで、このようなリアルな「なまの音」が再生できるのだ、と聞いたことがあります。録音された時代も古いので、今となっては実際に聴くことのできないパブロ・カザルスやアルフレッド・コルトー、ジャック・ティボー、豊竹山城少掾《とよたけやましろのしょうじょう》、鶴澤清六といった往年の名演奏家たちが現世に蘇り、蓄音機のなかで楽器を奏でてくれているかのような至福の時間を楽しむことができます。

わたしがお世話になっている蓄音機店の静かな店内には、持ち運びのできるポータブルタイプから、家具のような据え置きタイプまで、十数台の蓄音機が陳列されており、行けば店のご主人が実際にＳＰ盤をかけてくれます。蓄音機の音を実際に聴いたことのない人も多いでしょう。ぜひ一度、蓄音機の音を聞いてみてほしいと思います。

余談になりますが、わたしがお世話になっている蓄音機店「梅屋」のご主人も、古典芸能、とりわけ文楽の愛好家です。

もう何年も前のある日、夕方の文楽公演に行く前に梅屋さんに立ち寄ったとき、ご主人が「きょうは用があるので早めに店を閉める」とおっしゃって店じまいを始めていました。そこでわたしは用を済ませたあと早々に店をあとにし、国立劇場に向かいました。

国立劇場では文楽のパンフレットを読み、これから始まる公演の予習をしていました。すると、さっき別れたばかりの梅屋のご主人が会場に入ってきたのです。お互いに顔を見合わせ、思わず「あっ！」と声を上げました。きょうは用がある、と言っていたのは文楽公演のことだったようで、それで梅屋のご主人も文楽ファンだったことを知った次第です。

太夫の語りに三味線の音色。劇場で「なまの音」を聴くもよし、蓄音機で古い名人のものを聴くもまたよし、です。

なお梅屋さんは、当時は神田にありましたが、大分県の由布院に移転しています。

視覚や聴覚、散歩や登山については、住む場所によって条件がさまざまです。美術館や劇場が近くない、空気がきれいなところで散歩したい、山が近くにない、など、やりたいことがなかなか簡単にはできないこともあると思います。そういう場合は、日々できることに感謝しつつ、ときにわざわざ出かけることも愉しむくらいの心持ちで過ごしてみてはいかがでしょうか。

嗅覚――心身をほぐす香りの世界

◉お香の魅力

においは、古い記憶との結びつきが強いといわれています。夏の暑い日に草いきれを吸い込んで、忘れていた子どものころの思い出が蘇ったり、味噌汁の香りにふと子どものころの食卓の風景を思い出したりした経験をお持ちの方は多いことでしょう。いいにおいというものは、豊かな心の栄養になるものです。

そして美しい風景や音が目や耳を喜ばせ、感動を呼び、心身をリラックスさせてくれるのと同様に、いい香りは嗅覚と心を喜ばせてくれます。ときに意識していい香りに接することで、心身から余分な力がぬけ、気持ちが落ち着きます。

いい香りを意識して楽しむ方法のひとつに「お香」があります。香木や練り香、線香を加熱して、立ち上る香りを楽しみます。心が落ち着き、からだが温かくなることもあります。

日本には「香道」という、焚いた香木の香りを聞いて鑑賞する伝統芸道もあります。香道では、香りをかぐことを「聞く」といいます。香りを聞くことにより、感覚が研ぎ澄まされ、心身が浄化され、穢《けが》れが取り除かれるなどの徳が得られるとされています。

香道で使われる香木は、沈香《じんこう》や白檀《びゃくだん》です。沈香のなかでとくに質のよいものが伽羅《きゃら》です。香道の稽古をしていたころに稀有な伽羅の香りを聞く機会がありましたが、その香りは、一息《いっそく》聞くだけで気を失いそうになるくらい深遠で優雅なもので、びっくりしました。

沈香や白檀は漢方でも使います。体内で滞っている気の流れを調える作用があります。これは先の香道の、感覚が研ぎ澄まされ、心身が浄化されるという徳と相通じるところがあると思われます。

自宅でお香を楽しむには、まずは香道の作法にのっとったり、伽羅や沈香にこだわったりしなくてもいいでしょう。お香の老舗に行けば、さまざまなお香を求めることができます。線香や練り香など、簡単に香りを楽しむことができるものもたくさんあります。文房具店や雑貨店にも置いているところがあります。

休みの日には、静かな部屋でお香を焚き、心とからだがほぐれ、感覚が鋭くなっていくのを感じてみてください。

お香の話を紹介しましたが、ほかにも、日本酒やワイン、ウィスキーの香り、お茶の香り、出汁《だし》や海苔、山葵《わさび》、果物、料理の香りなど、わたしたちを幸せな気持ちにしてくれる香りは身のまわりにたくさんあります。

ぬる燗につけた純米酒を盃に満たして口元に近寄せたときに広がる、米が本来もっている甘い香り、鮨屋で干瓢《かんぴょう》巻きを口に入れる直前の、酢飯の温かさで蘇る海苔が発する磯の香り、カクテルの王様ともいわれるマティーニの仕上げにレモンピールがグラスの上で絞られた刹那《せつな》に広がる、爽やかな酸っぱい香りなど、枚挙にいとまがありません。香りと幸福感とは、密接に結びついています。

香りは、天然のもののほうが大きな感動が得られるでしょう。天然物に含まれる多種多様な成分が醸し出す複雑な香りは、やさしく心身に染み渡っていきます。逆にトイレの芳香剤のような、化学合成物質が放つ人工的なにおいでは、心を動かす感動は生まれないでしょう。

強いにおいにはすぐ気がつきますが、音や光に比べ、においには意外と気がつきにくいかもしれません。でも意識すれば繊細なにおいでも感じ取ることができます。食事のときにはテレビやスマホに気をとられて餌のようにもくもくと食べ物を口に運ぶのではなく、料理の香りも楽しみましょう。山を歩くときや街を歩くときも、意識すればさまざまなにおいがしてきます。きっと心が豊かになることでしょう。

味覚——舌の感度を高める食事

食事を楽しむことで人生が豊かになることを疑う人はいないと思います。おいしいものを、楽しく、感謝の気持ちで味わっていただくことができれば、食事の時間が充実するだけでなく、将来の体質づくりにも大きく貢献します。

食事は、単なる栄養摂取の繰り返し作業ではありません。食事と「餌」とは違います。それなのに、栄養補助食品やサプリメント、インスタント食品、ファストフードで単純に空腹を満たし、簡単に食事を済ます人が少なくないのは、悲しいことです。

平日は忙しくてゆっくり食事をしていられない、という人も多いことでしょうが、時間に余裕がある休日には、ゆっくりと食事を味わう時間をつくりたいものです。

◉鋭い味覚で楽しく味わう

鋭い味覚を持っていると、食事が楽しくなります。そうなると、栄養補助食品やファストフードで「餌」のように食事を済ますことに抵抗を感じるようになってきます。むしろ、そういうもので空腹を満たしていたことが不自然であったと実感できると思います。

鋭い味覚とは、自分が持っている味覚の多様さともいえます。たとえば単純に甘い、というだけでなく、さわやかな甘み、とろりとした甘み、濃厚な甘み、かめばかむほどにじみ出る甘み、など、さまざまな甘さがあるはずです。桃のような甘み、さくらんぼのような甘み、などのとらえ方でもいいでしょう。そういう微妙な味の違いを感じることができれば、食事は楽しくなるばかりです。

味覚の基本は、子どものころにできあがるといわれています。ある程度の年齢までに味わった味覚の種類が、その後の人生の味覚の多様性に大きく影響するということです。

しかし、いくら子どものころに多様な味を体験し、味覚の幅ができていたとしても、おとなになってから気づかぬうちに味覚が鈍化してしまうことがあります。


その原因は、「わかりやすい食品」の存在です。

たとえば食事の欧米化によって普及した欧米の食事は、もちろん伝統的な繊細な欧州料理などもたくさんありますが、日本で普及したのはファストフードやスナック菓子など、高カロリー高脂質のものが多く、それらは食後の満足感が大きく、すぐ元気になり、食べているという実感があります。麻薬ではありませんが、人はそうして簡単に手に入る幸福感をついつい求めてしまいがちです。

うま味調味料や精製白糖も、そうです。単純なうま味や、一気に血糖値を上げて一時的に疲労感を取り除く白砂糖は、「わかりやすい食品」といえます。

こういう「わかりやすい食品」ばかりを食べていると、せっかくの繊細な鋭い味覚は次第に衰えていきます。

味覚は、視覚や聴覚と違い、受け入れるものを自分で選択できます。目に入るものや、耳に聞こえてくる音は、美術館や能楽堂に行けば自分の好きなものだけを見聞きできますが、ふだんはそうはいかず、自分でなかなかコントロールできるものではありません。しかし味覚については、何を食べるかを自分で決めることにより、自分でコントロールできるわけです。

自分でよく考え、何を食べるべきかを判断し、鋭い味覚で食事を楽しむことができれば、舌の感度はますます繊細になり、心も大喜びで、からだも健康になっていくことでしょう。

触覚 —— 調理で指先を刺激

肌ざわり、手ざわり、口ざわりなど、日本語には触覚を表す言葉がたくさんあります。日本人には、繊細な感覚を持って肌に触れるものを慈《いつく》しんできた歴史があるようです。

洗い立てのぱりっとしたシーツに、やわらかな素材のパジャマを着て寝転がり、日に当ててふんわりとした毛布にくるまれて眠る。想像するだけで幸せな気分になります。触覚は、痛い、熱い、など危険を察知するために重要な感覚ですが、それだけではなく、喜びや心地よさとも深く関係しています。鋭い触覚を持っていれば、人生が豊かになります。

触覚は、からだ中の皮膚で知覚できる感覚ですが、とくに感度を上げておきたいのは、手の感覚です。

動物のなかでも格段に複雑な手の動きができるようになった人間は、その進化の流れと並行して脳を発達させ、道具を開発し、文明をつくりあげ、豊かな暮らしを手に入れてきました。手指の動きの鈍化や触覚の衰えは、脳の老化と深い関係があるともいわれています。

休日を中心に、手を動かし、手の感覚を使うことのできる趣味には、園芸や農作業があります。ふだん触れることの少ない土の柔らかさ、硬さ、ぬくもり、湿り気などの感触が、土いじりを通して触覚を心地よく刺激してくれます。陶芸もしかりです。手芸や、料理づくりもいいでしょう。

◉調理をすることが触感を鋭くする

料理づくりは、触覚だけでなく、味覚（味見）、視覚（素材の色）、嗅覚（調理中のにおい）、聴覚（煮たり焼いたりするときの音）など、五感すべてを総動員して行うものです。調理は、触覚をはじめ、鋭い五感を身につけることのできる、とても身近な活動といえます。

触覚は、買い物の段階から使います。まず市場やスーパーで買い物をするときに素材に触れ、手に取って重みを感じ、素材の感触を確認します。たとえば露地物のきゅうりは、ビニールハウスで栽培されたものよりもずっしりと重く、とげとげしています。魚の肉質も、触ってみると天然物と養殖物とではずいぶん違うことがわかります。台所でも触覚を駆使します。包丁を使って素材を切ったり皮をむいたりするときは、包丁を持つ手の力加減や切り込む角度を微妙に調整し、素材を持つ手は素材を傷めないように指先に注意を払います。

さらに調理中は、火加減、味付け、調味料を加える順番やタイミング、仕上げる時間の調整、盛りつけなど、頭を使い、五感を駆使します。調理という創造的作業は、感覚を楽しく磨く最高の機会だと思います。「いただきます」を言うときに一番おいしい状態に仕上がるように、時間軸を考慮に入れて段取りを組むのも楽しいものです。しかも自分でつくった料理は、ほんとうにおいしいものです。

ウィークディは帰りが遅くてなかなかじっくりと料理がつくれない人や、ふだんは料理をつくらない男性などには、とくに休日の調理を勧めます。ちゃんと片付けまで自分で、あるいは家族と一緒にやりましょう。残り物の保存方法も考えましょう。

調理は楽しいものです。しかし、わたしが中学生のころは技術家庭という科目があり、その時間は男女別れて男子は技術科、女子は家庭科の勉強をしました。そのころは、調理は女子がするもので、男子は台所でうろうろするのは好ましくない、という古い風潮もまだまだありました。調理の楽しさを知らないまま、大人になりました。大人になって調理の楽しさを知ったとき、調理を女性だけの楽しみにしておくのは、ずるい、と思いました。男性にも、ちゃんと中学くらいから調理の楽しさを教えるべきだと思います。

しかも、調理は手先の触覚だけでなく、頭、五感をフルに使います。日常的に調理をして指先や頭を使って生活しているほうが、当然、年をとってからも元気でいられます。調理は、五感への楽しい刺激であり、脳のストレッチです。

日本人の二〇一八年の平均寿命は、女性が八十七・三二歳で世界二位、男性が八十一・二五歳で世界三位でした。六歳ほどの差があります。そこには、調理をする機会が女性に多いことが関係していると思えてなりません。男性も積極的に調理をするようになれば、将来は平均寿命の差が縮まることと確信しています。

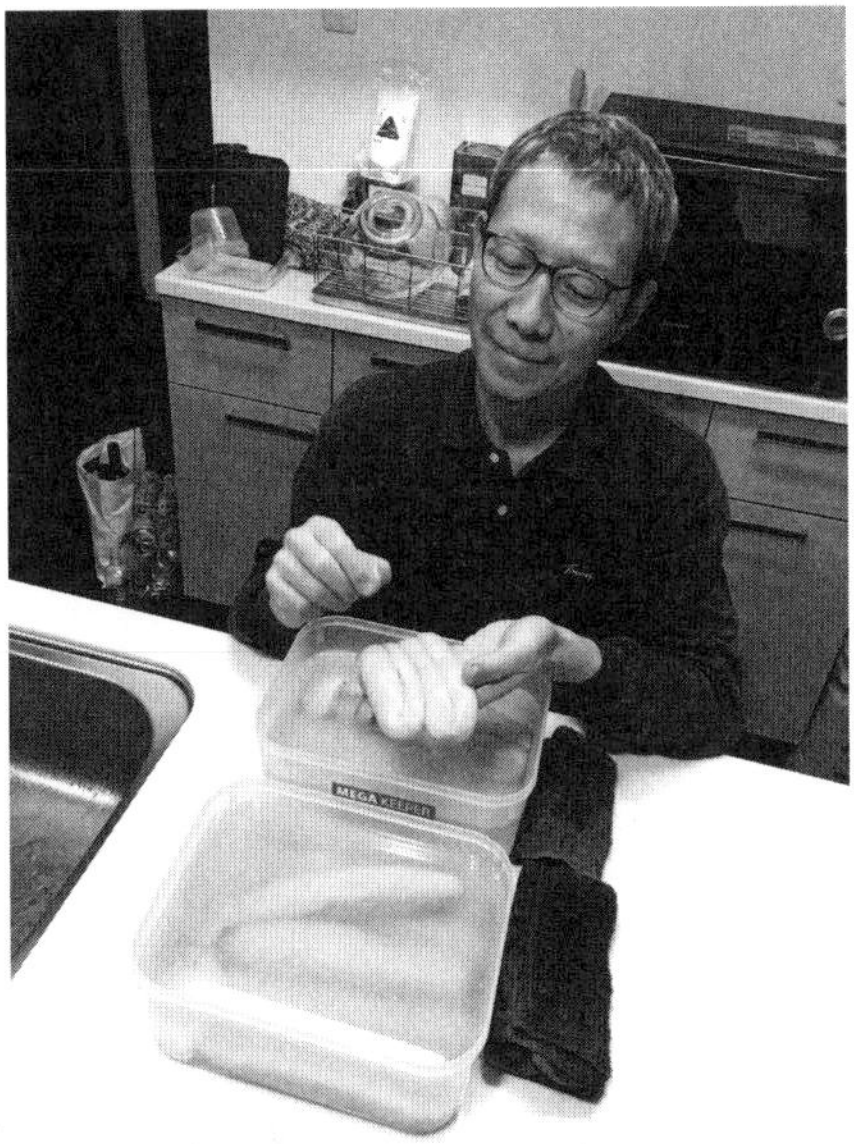

得意料理の唐墨を仕込み中

第六感――ひらめきは空白のときに生まれる

第六感とは、五感以外の感覚で、ものごとの本質をつかむ心の働きのことです。理屈では説明しがたい感覚ですが、直観、ひらめき、勘、霊感、魂などに近い概念です。オカルトやミステリーの世界の怪しげな存在ととらえる人もいるかもしれませんが、決してそういうものではありません。むしろ第六感は、人生や仕事の節目節目でわたしたちに望ましい方向を指し示してくれる貴重な存在です。

◉何も考えない、空白の時間

第六感は、膨大な量の知識を身につけ、数えきれないほどの経験を積むことにより、初めて身につけることができる感覚です。単なる思いつきや、行き当たりばったりのひらめきとは違います。そういうほんとうの意味での第六感が正しく働けば、要所要所で適した判断ができるようになります。

豊富な知識と経験はどのような仕事や活動にも最低限不可欠ですが、それだけではじゅうぶんとはいえません。鮨職人やフランス料理のシェフも、知識と経験があれば、ある程度の鮨やフランス料理を出すことはできます。しかし名人と呼ばれるレベルになるためには、それだけでは足りません。膨大な量の知識と経験に加え、ひらめき、勘など、第六感が加わってこそ、いい仕事ができるようになり、名人の域に達することができます。

第六感を養うためには、五感を磨くことが大切です。五感が磨かれれば、自然に第六感が鋭くなります。

五感を磨く方法は、ここまでに書いてきたとおり、難しいことではありません。日々の生活や休日の過ごし方次第で、五感はどんどん磨かれます。ほかにも、本を読んだり日記を書いたりすることで創造力や情緒を豊かにすることができれば、さらに第六感は養われていくことでしょう。

なお、テレビやスマホのゲームなどは、読書とは違い、五感や第六感を磨くものではありません。むしろ第六感を鈍らせるものだと思います。

テレビは情報を与えられるばかりでせわしなく、自分で考えたり感じたりする余地や余裕がありません。バラエティ番組では観客の笑い声まで流れてきて、番組制作側が用意したところで一緒に笑うような、とても非自発的な一面があります。

テレビばかり見ていると、笑うポイントさえ与えられ、自分で考える機会が減り、情緒や思考の力がどんどん衰退していくと思います。第六感も鈍くなることでしょう。誰かに用意されたものをどれだけ眺めていても、その枠を超えて感じたり考えたりすることはできません。自分で感じたり考えたりすることが、第六感を磨くためには必要です。

いいテレビ番組もあるのかもしれませんし、気分転換か何かでテレビを活用することもできるのかもしれませんが、易《やす》きに流されすぎない注意が必要です。

そのうえで大切なのは、何も考えない、余白の時間です。自分だけの時間と空間で瞑想し、思いを巡らせると、頭が喜んでぐるぐると回り始めます。そして新しい考えやアイデアがひらめきます。

上質の第六感を得るためには、とくに長い時間や広い空間が必要というわけではありません。電車に揺られているときや、お風呂やトイレのなかで、いいアイデアがひらめいた経験を持つ人は多いでしょう。朝の瞑想や寝る前の腹式呼吸のときなども、上質の第六感が働きやすい時間です。

そういう外部からの情報から遮断された余白の時間が、ひらめきを得るチャンスです。芋虫が蝶になる前にさなぎの状態でじっと暮らす、あの時間のイメージです。

日ごろからさまざまな形で五感に刺激を浴び、力をぬいてそれらを受け入れ、そして自分で考える習慣が身についていれば、空白の時間にぱっと新しい考えが浮かびます。何か問題や悩みがあれば、いい解決方法がひらめきます。楽しい将来が見えてきます。

◉茶道で第六感を研ぎ澄ます

茶道は、お勧めしたいもののひとつです。なぜならば、五感のすべてが心地よく刺激され、第六感が開くからです。茶道は長い歴史を持つ日本の伝統文化ですが、この章の主題である五感を磨き、第六感を養うという側面からみても、すばらしいものです。

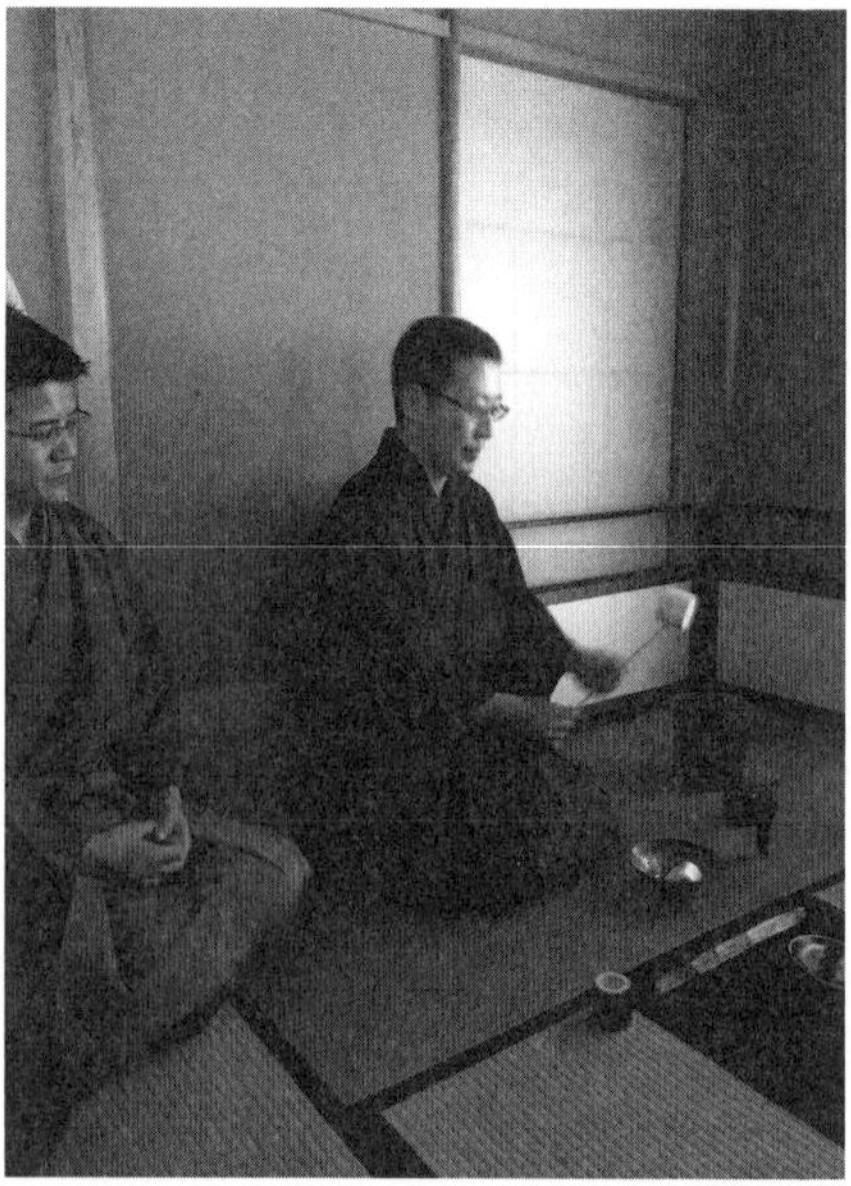

お点前の稽古では師匠の含蓄ある指導も愉しみ

まず静かなお茶室やお稽古場に入り、一呼吸するだけで余分な力がぬけていきます。静寂な空間に聞こえるお湯の程よく沸く小さな音、これを松風といいますが、その音に聴覚が鋭くなります。お軸や茶碗、お道具を拝見し、季節感あふれる茶花やお菓子を目にすると、視覚が刺激を受けます。お茶の香り、炭のにおい、お香の香りに嗅覚が喜びます。お茶のふくよかな味、お菓子の幸せな味わいに、味覚は大喜びです。お茶碗のさわり心地、質感、ぬくもり、あるいは畳に触れる指先の感覚に、触覚が全開します。五感のすべてが開きます。

「和敬清寂《わけいせいじゃく》」は、千利休が唱えたお茶の心を表す言葉です。どなたとでも和をもって仲よく接し、すべてにおいて調和を尊び、相手の立場や考えを尊重し、心清らかに静かに過ごす、という意味でしょうか。畳の上にしばらく座しているうちに心が穏やかになり、第六感が研ぎ澄まされます。

＊＊＊

五感と第六感を磨きつつ、休日をあなたらしく、リラックスしながら楽しんでいただければと思います。「何もしない」ことも含め、自分の心とからだが必要としている刺激や栄養を休日に与えられれば、「補腎」、ひいては若返りが進むことでしょう。

ドライフルーツケーキ

[材 料] 15×15センチの四角い型に合う分量(どんな型でもよい)

卵	1個
グラニュー糖	60g
生クリーム	大匙3
オリーブ油	25cc
ドライフルーツ(下記参照)(細かく刻み、できればラム酒に浸しておく)	1/2カップ
薄力粉	80g
ベーキングパウダー	3g
くるみ・黒糖	適宜

[作り方]

❶ ボウルに卵、グラニュー糖、生クリーム、オリーブ油、ドライフルーツの順に混ぜ合わせていく。
❷ 薄力粉とベーキングパウダーを合わせてふるい、❶のボウルに入れて手早く合わせ、型に流し込む。
❸ 30分ほど置いてなじませてから、刻んだくるみと黒糖を合わせたトッピングを表面に散らす。
❹ 180℃に余熱したオーブンで約20分、火が通るまで焼く。
＊ ドライフルーツは補腎効果が高いもの(枸杞の実、プルーン、レーズン、ブルーベリー、甘栗、黒豆の甘納豆)を何種類か合わせる。

ニラ入り山芋パンケーキ

[材 料]

大和芋(すりおろす)	100g
卵	1個
昆布出汁	100cc
塩	ひとつまみ
ニラ(細かく刻む)	1束分
小麦粉	50g
ベーキングパウダー	小匙1/4
オリーブ油	適宜

[作り方]

❶ ボウルに大和芋、卵、昆布出汁、塩、ニラを順に混ぜ入れる。
❷ 小麦粉とベーキングパウダーをよく合わせてから、❶に手早く混ぜ合わせる。
❸ フライパンにオリーブ油を温め、❷のたねを好みのサイズに落とし、ホットケーキの要領で両面を焼き上げる。
＊ 肉や魚のソテー、蒸し野菜、サラダなどとワンプレートに盛りつけ、休日のブランチに。

※［材 料］の下線の食材は薬膳効果がとくに高いもの。

第5章　漢方的スローライフ

漢方的スローライフとは？

元気で若々しく生きるためには、「腎」＝「いのち袋」の中身、つまり「生命力」を大切に扱う意識を持って生活する態度が欠かせません。このような生活態度を「漢方的スローライフ」と呼んでいます。

基本は、ふだんの生活のなかで自分のからだを思いやることです。自分のからだに備わっている生命力を、無駄に乱暴に使うのではなく、大切に扱うことにより、からだも心も生命力で満たされます。その結果、元気で若々しい心身が保てます。

具体的には、まずは心身ともに余分な力をぬいて、日々の生活を楽しむ姿勢が、すべてのベースとなります。力をぬくことにより、こだわりが消え、心もからだも楽になります。そうなると、次の一歩を踏み出す足取りが、軽くなります。

力をぬくうえで最も基本になるのは、現状をありのまま受け入れる心です。現在の自分、自分を取り巻く人間関係、自分の社会的地位、今の経済状態、それらを、そのまま肯定し、受け入れるのです。
いいとかわるいとかいう善悪の判断ではなく、また、気に入っているとか気に入らないという感情もぬきにして、さらに、他人よりも優れているとか劣っているとかいう比較もせず、とにかく現状をありのまま受け入れるのです。

たとえば、ほんとうは、自分はもっと仕事ができるんだ、でも今は、たまたま上司や部下や、与えられた仕事がよくないから、仕事の成果が上がらないんだ、と文句を言うのではなく、相性がよくない上司や部下がいて、つまらなく思える仕事をしているかもしれないけど、なんとか頑張れているわけですから、そういう現実をまるごと受け入れ、そこからできることをすればいいのです。きっと少しずつ人間関係が改善し、仕事もおもしろくなっていくことでしょう。

あるいは、本来わたしはもっときれいなんだ、でも今は、たまたま寝不足やらストレスやらで肌の調子がよくないんだ、と嘆くのではなく、寝不足やストレスが続く毎日で肌の調子がよくないという現実を素直に受け入れ、そこから肌の改善に向けてできることをしていけばいいのです。寝不足の解消やストレスの軽減に向けて、できることは何かあるはずです。それを、できる範囲で実行すれば、必ず肌の調子がよくなっていきます。

あるいはまた、五十歳になった今、自分の家族は、夫の収入は、こんなはずじゃなかった、と不平不満を連ねるのではなく、現実の自分を受け入れ、そこから、家族のために自分ができることを始めたり、ものの考え方を少し変えてみたりすればいいのです。あなたの投げやりな態度や、いらいら、あきらめ感などが、家族の雰囲気や人間関係に影響を与えている可能性も大いにあるわけですから。

以上の例のように、あこがれの自分像と現実の自分とを比較するのではなく、まさに今の自分がほんとうの自分自身だという当たり前のことを、受け入れてしまいましょう。あの人さえいなかったら、もっと楽しいのに、もっと幸せなのに、あの人がいるおかげで、ストレスがたまる一方だわ、と不満を募らせるのではなく、変えようのない現実は、まず受け入れてしまうのです。

そして、そこから一歩ずつ、よりよい状態を目指していくのです。これが漢方的スローライフです。できることから、ゆっくり、身の丈に合わせて始めればいいのです。自分が持つ「生命力」を、ネガティブなことにではなく、大切な今と未来のために、有効に使いましょう。だれかと比べて自分が劣っている、と比較するのではなく、現状を肯定し、そこからできることをするわけですから、少しずつかもしれませんが、ゆっくり、必ずいい方向に向かっていきます。

「過去」はすべて、感謝の心で

過去は変えることはできません。今の自分は、過去の自分の集大成です。だとすれば、過去もひっくるめて、全部、受け入れてしまいましょう。

なんだかんだ言っても、今こうして生きていられるのは、これまでのさまざまなご縁のおかげです。満足できないことや、納得できないこともあったでしょう。思いどおりにいかないこともあったでしょう。でも、思いどおりに事が運ばないからといって、いらいらしたり、相手を憎んだりしても、なんの解決にもなりません。そんなところに神経を費やすのは、「生命力」の無駄遣いです。

いっそのこと、巡りあった人たちは全員、相性のよくなかった人も、喧嘩別れしたた人も、とにかく全員、今の自分をつくってくれた師と思って、縁に感謝してしまいましょう。そうすると、ずいぶん気持ちが軽くなります。人との出会いや、人間関係だけでなく、環境との関係、たとえば、住まいが国道沿いなので夜中でも車の騒音が聞こえてくるとか、そういう自分では容易には変えることができない与件に対しても、こだわるのをやめましょう。

満足できないことや、理解できないこと、納得できないことにこだわっていては、いつまでたってもそこから離れられないで、今日を過ごすことになってしまいます。そんな後ろ向きのことに脳みそや「生命力」を費やすなんて、もったいないことです。

過去に巡りあった人や環境などは、すべて、今の自分をつくってきた「恵み」だととらえてしまえば気持ちが楽になります。たとえば、自己中心的な性格の母親に育てられたために不自由な青春時代を送った、でもそのおかげで忍耐強くなったと言った友人がいました。あるいは、世話をする家族がいたために勉強時間や自由時間がじゅうぶん取れなかった、でもそのおかげで短時間に集中して勉強する技術を身につけることができたという人の話を聞いたこともあります。すべてには、その当初はつらかったかもしれませんが、自分を成長させてくれるチャンスが含まれているようです。

自分のことばかりを考えて、自分の利益や満足感、快感だけを求めていては、今、そして将来の大切な出会いに気づく余裕がなくなります。自己中心的な態度でいては、過去にがんじがらめになり、大切なものをたくさん見失ってしまうことになるでしょう。

つらい過去を早く忘れたいようなこともあるでしょう。そのような場合、必死で忘れようとしても、忘れたいそのつらい過去がなかなか頭から離れず、結局いつまでもこだわってしまう結果になってしまいます。それよりは、そのつらい過去も、過ぎ去ったこととして受け入れてしまえば、意外と早くこだわりは消えていきます。

このように、過去については、自分が巡りあった「恵みに感謝」する気持ちでとらえ、今は、今できることに「生命力」を使い、一歩ずつ丁寧に前に歩いていくのがいいように思われます。

「今」を生きる基本は「甘受」の精神

第2章で「甘受」の話をしました。甘受とは、与えられたものや境遇に満足し、受け入れることです。甘受は、自己中心的に不平不満をいうような甘えた精神ではなく、むしろその逆です。

今を生きるうえで大切なのは、現実を甘受することです。

現実を甘受できれば、余計な無理をする必要がなくなります。無駄に緊張することもなく、見栄を張って背伸びをする必要もなくなります。その結果、からだの力がぬけ、楽になります。そして「腎」＝「いのち袋」が柔らかく大きくなります。

こだわりが消え、一般常識にしばられなくなりますので、心が空っぽになります。ますます「いのち袋」が柔軟になります。

人はいつも何かしら頭のなかで考え事をしているものです。あるときは、集中して必死で考える時間もあります。それは大切なことです。

そして、それと同じくらい大事なのは、「考えない」時間を持つことです。

混沌とした雑念が多いと、大事なものが見えてきません。あることに集中していると、ほかのことに気がつきません。一方、心を空っぽにして、考えない状態がつくれると、価値ある光がすっと見えてきます。

考えない状態が維持できると、五感が鋭くなります。鋭い勘や、第六感、直観は、こういうときに舞い降りてきます。なお直観とは、ものごとの本質を、思考や理屈でなくとらえることで、同じ「ちょっかん」でも、直感とは違います。

それは、空っぽの器のなかで光る点、あるいは、何もない大地に伸びる光の柱のようなイメージです。考えないでいると、心や頭のなかの風通しがよくなるので、そういう光が見えてきます。それは自分を磨いて高める糧《かて》となったり、いい仕事をするためのヒントとなったりする、とても大切なものです。

これを見つけるためには「考えない」時間が大切であり、そのような時間を持てるようになるには、現実を「甘受」して「力をぬく」ことが必要なのです。

現実を甘受できれば、過去に対するのと同じように、現状への「感謝」の気持ちも自然に生まれてくることでしょう。

まわりの人たちは全員、自分以外の人間です。自分と同じ考え方や価値観の人は、ひとりもいません。ですから、自分の思いどおりにならない、自分と意見が合わない、というストレスは、あって当たり前です。自分以外の人たちは、みな自分ではないという現実を甘受できれば、ストレスは和らぎ、余分な力がぬけていきます。

そもそも他人の心をコントロールすることなんて、できるものではありません。他人に、自分にとって都合のいい人に変身してもらうことなんて、自己中心的な妄想に過ぎません。結婚したことのある人なら、異性ひとりとて思うようにならないことを知っているはずです。ある人が自分と違う考え方をする、自分の思いどおりにならないからといって、その人のことを気に入らない、と文句を言っても、それは自分の器の小ささや幼稚さを認識させられるだけのことです。

ならば、他人は自分とは違うということを甘受して、とにかく受け入れてしまえばいいのです。そこから一歩、自分にできることをすればいいのです。

毎日は同じではなく、日々いろいろなことがあることでしょう。それらを甘受し、余計な緊張やストレスを感じることなく過ごせれば、心のゆとりが生まれます。自然と笑顔も生まれることでしょう。

漢方の治療現場においても、甘受の精神、考えない時間、こだわらない姿勢は重要です。まず患者さんの現在の病気や体調不良の状態を肯定、甘受し、そこからよりよい方向を目指し、できることから始めます。患者さんの話を聴くときは、心を空っぽにして傾聴します。そうすれば、貴重な情報を聞き逃すことがありません。そしてじゅうぶん考察したあと「考えない」時間を持つことにより、ベストの処方が生まれます。このようにして、わたしは処方を決めています。成功体験や、参考書的な小手先の処方判断のコツ、固定観念にこだわっていては、いい処方は組めません。

「未来」への眼差しは、プラス思考で

未来は、過去からの延長線上にあるのではありません。思い描く未来があれば、その方向に近づいていくものです。だとすれば、プラス思考でいきましょう。

プラス思考をすれば、心やからだはその方向に動いていきます。からだや心は、思いを致す方向に向かうものです。念じたり祈ったりすれば、なおさらです。人の細胞

ひとつひとつは、理想と現実の区別がつかないという話を聞いたこともあります。理想や目標と比べて劣っている、親の望みとかけ離れている、周囲の人の期待に追いつけそうにない、とマイナス思考をしていると、心が縮み、「腎」も縮んで、自分の力＝「生命力」を伸び伸びと発揮できなくなります。現実を「甘受」して、自分が今やれることをやってみよう、とプラス思考に切り替えましょう。

高い目標を持つことがいけないと言っているのではありません。むしろ、高い目標を掲げることは大切なことであり、すばらしいことです。ただ、高い目標とのギャップにこだわり、あせったり、落ち込んだり、いらいらしたりしてはいけません。思い描く将来像に向かって、今、自分ができることから始めればいいのです。

とにかく始める、途中で軌道修正はオッケー、でも途中であきらめない、これが大きな目標を形にしていく着実な道だと思っています。

足りないものを探して、嘆いたりあきらめたりするのではなく、ほんの小さなことでもいいから、できることをしてみれば、それだけで一歩、前向きに、将来の自分のありたい姿に向けて、プラス方向に、事は動くはずです。

形から入る

哲学者アランは、その著書『幸福論』のなかで、「幸福だから笑うのではない。笑うから幸福なのだ」と言っています。「笑顔」という形をつくれば、「幸福」という中身ができていきます。

道元禅師は、修行のひとつとして「履物《はきもの》をそろえると、心がそろう」と修行僧に説きました。「履物」という形あるものをそろえれば、「心」という中身がそろい、心穏やかになります。

先にプラス思考の話をしましたが、それと同じです。形か思考かの違いだけです。少し将来の自分のありたい姿を、先に形にして想像してしまえば、心やからだは、その方向に動いていくのです。それは、笑顔でも、履物でも、プラス思考でも、同じことです。心がそろったから履物をそろえてぬぐようになるのではなく、履物をそろえるから、心がそろうのです。

このように、「形から入る」とは、思い描く自分の将来を、できるだけ具体的に形にしたり意識したりすることにより、現実がその方向に向かって動き出すということです。

――今すぐできる「形から入る」四つの具体例

ひとつ目は、笑顔です。先のアランの言葉のように、笑顔でいれば、幸せな気持ちになります。幸せがやってきます。ぶすっと仏頂面をしていれば、心のなかは不機嫌で、不満や不平でいっぱいでしょう。自分は将来、幸せになりたい、そのときはきっと笑顔で生活しているだろう、だったら先に笑顔になってやれ、ということです。そして実際に笑顔になれば、幸せな気持ちになっていくのです。

人間関係がぎくしゃくしている相手の顔は、緊張して硬い表情になっているものです。そしてそのときは自分の顔も同じように、こわばった表情になっているはずです。お互いにそんな顔をしていては、いつまでたっても人間関係が円滑になりません。思いきってどちらかが笑顔になれば、いつの間にか両方が笑顔になっています。そうなれば人間関係もよくなっていくことと思います。

ふたつ目は、挨拶です。幸福だから笑うのではないのと同じように、人間関係がいいから挨拶するのではありません。挨拶するから人間関係がよくなるのです。挨拶は礼節の基本です。まずは簡単にできる日常の挨拶を丁寧に明るくすることで、人間関係は必ずよくなっていきます。家庭でも仕事場でも、会話が増え、笑いが増え、風通しがよくなることでしょう。ちなみに、わたしの仕事場では、笑顔と挨拶が行動規範の基本です。

三つ目は、呼吸です。ゆったり深く呼吸をすれば、気持ちが落ち着いてきます。これも、気持ちが落ち着いているから呼吸が深いのではなく、深い呼吸をすることにより、気持ちを穏やかにしていくのです。

先に、細胞ひとつひとつは理想と現実の区別がつかないという話を紹介しましたが、そういうことも関係あるのかもしれません。強いストレスがかかっている場面でも、意識してゆっくりと呼吸をしてみれば、からだの細胞も脳の細胞も、なんだ、自分はリラックスしているんだ、と思い、伸び伸びと活動してくれるのかもしれません。現代社会では、呼吸が浅くなりがちです。意識して深い呼吸を心がけましょう。呼吸法については、第3章の呼吸のところを参考にしてください。

四つ目は、脱力です。からだの力をぬけば、心の力もぬけます。余分な力がぬければ「腎」＝「いのち袋」が柔らかく大きくなり、心身に生命力がみなぎります。顔面に余分な力が入って、硬い表情になっていませんか。歯をくいしばっていませんか。肩に力が入っていませんか。「変顔体操」や「脱力入浴法」を参考に、脱力する癖をつけてください。そうすれば、心の過剰な緊張や不安も和らいでいくことでしょう。

おわりに

　ここまで、「腎」＝「いのち袋」を柔らかく大きくして「生命力」に満ちあふれた若々しい心身をつくる「補腎」法—養生訓について話してきました。生命力が豊かに流れる人体にこそ、見せかけではなく、真の健康や美が宿ります。

　わたしたちのからだは、少しずつしか変わりません。たとえば素肌は、ペンキを塗るように簡単にきれいにはなりません。脳や肝臓や卵巣も、浄水器のカートリッジを新しいものと取り替えるように簡単に若返るわけではありません。

　脳も肝臓も卵巣も素肌も、からだはすべて、少しずつ改善されていくのです。日々の生活のなかで地道に「補腎」に努めるしか、若返りの方法はありません。

具体的な「補腎」法―養生については本文のとおり、日常生活のなかですぐに始められるものばかりです。しかし「補腎」の妨げになるものも、日常のなかに潜《ひそ》んでいます。最後に「補腎」の脚を引っ張るような、陥《おちい》りやすい落とし穴について、まとめておきます。

「ぶれない」

自分自身の考え方や将来への方向性の軸がぶれると、「腎」の中身を、あっちに使ったり、こっちに使ったりすることになります。これでは、生命力の無駄遣いです。

また自分がぶれると、まわりの人たちが混乱します。家族や仕事場など、他人と関係を持ちながら生活や仕事をする場面では、なおさらです。

時として、褒められたり、そしられたりすることもあると思います。そのたびに、いちいち浮かれたり落ち込んだりせず、常に相手に誠意を持って接することも大事です。相手からの褒め言葉やそしりを無視するのではなく、素直に喜び、あるいは反省し、でも軸はぶれないようにしておきます。

ぶれないことと、変化しないこととは別です。自分の信念や目的の方向にからだが向いていれば、細かいところは環境変化や流れに即してどんどん変わってもいいのです。

川の途中に大きな岩がある場合、流れはそこで止まることなく、その岩を左に右によけて、目的の河口を目指します。変化することは、目的を達成するために大事なことです。河口という目的への方向性が、ぶれていなければいいのです。

軸を安定させ、だれに対しても大きく態度を変えず、常に謙虚でいることができれば、すばらしいことだと思います。

「あせらない」

他人の心や環境は、自分の思うようにはなりません。だったら、あせらずに、落ち着いて構えましょう。何ごとも、早く達成することが目的とは限りません。

相手やまわりのスピードと自分のスピードとが同じでないのは、当たり前です。自分は自分のスピードでしか歩けません。今はそうしかできないわけですから、それでいいのです。それを誠実に遂行すればいいのです。

もちろん速く走る必要がある場合に速く走る努力は必要です。しかし現実には速く走れないのですから、今のスピードでできることを精一杯することです。あせってしまい、今できることの質を落としてしまうようでは本末転倒です。

そのために大切なことは、自分の身の丈を知ることです。あきらめるのではなく、自分のできる範囲、自分のできる量、自分のスピードに合わせて、ほかの人より早めに始めたり、優先順位の低いことは後回しにして全体の仕事量を減らしたりして、大事なことがらにじゅうぶんな時間や生命力を使えるようにすればよいのです。

「こだわらない」

こだわりがあれば視野が狭くなり、心身に余分な力が入ってしまいます。

そうなると、「腎」＝「いのち袋」が硬く小さくなり、持てる「生命力」をじゅうぶん活かすことができなくなります。

とくに、自分が気になっていることに対しては、どうしてもこだわりが生じてしまいがちです。しかし、それでは却って持てる力が発揮できなくなります。

たとえば、これだけは人に譲れないというプライド、人にとやかく言われたくない自分の大切にしている信条、楽しかった過去の思い出、成功体験……、そういうものを大切にしていくことは結構なことですが、それにこだわっていては、ものを近視眼的にしか見られなくなり、見ている世界が狭くなり、そして楽しい現実や未来への広がりが見えなくなってしまいます。たとえそれが目の前にあっても気づかず、見過ごしてしまうことになります。大切にすることと、こだわることとは、違います。

ひとつの例ですが、わたしは、できるだけ自分から自分の話をしないようにしています。一般に、自分の成功体験や楽しかった思い出は、人に話したくなるものです。人に聞いてほしいものです。でも相手が望んでいることは、多くの場合、他人の昔話を聞くことではありません。自分の成功体験や楽しかった思い出にこだわっていては、自分の視野が広がらないだけでなく、仲間から疎《うと》まれ、友だちを減らすことにもなりかねません。このように、自分の美談にこだわらないことも大切だと思います。話すことではなく、逆に話を聴くことで、人間関係は豊かになっていくと思います。

人には、それぞれの生き方があります。親子でも兄弟でも、十人十色の人生です。なにが正しいとか間違っているとかではなく、それぞれの生き方があるのです。

本書で話してきたのは、「補腎」を主題にした、ひとつの生き方、考え方、養生訓です。これが正しいとか、そういうことではありません。読んでみていただいて、参考になりそうなことがあったならば、ぜひ試してみてください。お役に立てるようでしたら幸いです。

出版にあたり、全面的に編集をサポートしてくださった岡﨑智恵子さん、出版の機会をくださった春陽堂書店の永安浩美さん、タイトルやブックデザインに惜しみないお力添えをくださったライトパブリシティの杉山恒太郎さん、帆足英里子さん、中島古英さん、今回も素敵なイラストを描いてくださった川口澄子さん、肌測定にご協力くださったＡＯＢ慧央グループの清水佳代子さん、そして日々こんなわたしに笑顔で付き合ってくれている家族と薬局スタッフ、友人たち、ここまで読んでくださった目の前の読者のみなさまに深く感謝を申し上げます。

幸井俊高

二〇二〇年七月

著者略歴

幸井 俊高（こうい としたか）

1960年生まれ。中医師、薬剤師。東京大学薬学部卒業。北京中医薬大学卒業。ジョージ・ワシントン大学経営大学院修了。1994年「幸福薬局」開設。1998年、中国政府より中医師の認定を取得。2000～2005年にかけて、北京中医薬大学日本校講師を務める。2006年より帝国ホテルプラザ内「薬石花房 幸福薬局」代表。趣味は登山、謡曲、茶道、古典芸術鑑賞、盆栽、合気道など。著書に、『完全版 医師・薬剤師のための漢方のエッセンス』『症状・疾患別にみる漢方治療指針』（日経ＢＰ）、『舌をみれば病気がわかる』（河出書房新社）、『男のための漢方』（文春新書）、『漢方に恋して』（春陽堂書店）など多数。『漢方のエッセンス』は台湾で、『舌をみれば病気がわかる』は中国・台湾でも翻訳・出版されている。

http://www.kofukuyakkyoku.com/

その若さの秘訣は、〈腎《じん》〉にあり。
——中医師が語る養生訓

2020年9月10日　初版第1刷　発行

著　者　幸井 俊高

発行者　伊藤 良則

発行所　株式会社 春陽堂書店
〒104-0061
東京都中央区銀座３丁目10-9　KEC銀座ビル
電話　03(6264)0855(代表)

装幀デザイン　帆足 英里子
写真　中島 古英
イラスト　川口 澄子
本文レイアウト　有限会社プラネット(香田 徹美)

印刷・製本/図書印刷株式会社

ISBN978-4-394-90374-1 C0047